„Die empathische Art, mit der Frans Stiene die Seele des Reiki-Systems beschreibt, zeigt, dass er fähig ist, die wahre Bedeutung des Selbstseins zu verstehen."
Ben Midland, Autor von *The Sacred Mirror*

„Frans Stiene beleuchtet die Feinheiten von Reiki mit der Einsicht und schlichten Eleganz eines Meisters. In seinen Worten schwingt die Tiefe seiner Erfahrung."
Barry Lancet, preisgekrönter Autor von *Japantown*

„Frans Stiene hat meine Augen für die ursprünglichen Lehrinhalte des Reiki-Systems geöffnet und ließ mich letztendlich deren unendliche Tiefe begreifen. Ich bin dafür für immer dankbar. Frans' authentischer und inspirierender Ansatz ermöglicht es Schülern, Reiki - ihr Wahres Selbst - in ihr tägliches Leben wirklich zu integrieren. Es ist gerechtfertigt zu sagen, dass der Weg, den er lehrt, dem Verständnis des Reiki-Systems in der westlichen Welt ein neues Niveau gegeben hat. Sein Buch *The Inner Heart of Reiki: Rediscovering Your True Self* ist ein Muss für alle Reiki-Praktizierende und -Lehrer."
Torsten A. Lange, Direktor der Reiki Academy London und Autor von *Reiki: Heal Your Body and Your Life with the Power of Universal Energy*

„Dieses Buch hat in der englischen Ausgabe in kurzer Zeit bereits einige Tausend Leser begeistert und gehört somit wohl zu den beliebtesten Büchern über das Reiki-System. Nach dem Lesen versteht man, warum und wird Reiki nie wieder so sehen wie zuvor. Es ist, als hätte man lange Zeit ein wunderschönes Haus von außen betrachtet, höchstens einmal einen Blick durch seine Fenster erhascht und sei nun durch sein Inneres, seine fantastischen Räume geführt worden. So ist dieses Buch ein wahrer Türöffner zur Erkenntnis der ursprünglichen Reiki-Lehre und zur Entdeckung des Wahren Selbst"
Oliver Drewes, Reiki-Lehrer, Geschäftsführer von Holistika und Autor von *The Indian Secret*

AF537633

Stimmen zu diesem Buch

„Ich bin ein Tendai-Mönch. Der Gründer der Tendai-Schule, Dengyō Daishi Saichō[1], hat betont, dass Doshin[2] - der Weg des Herzens - von allergrößter Bedeutung ist. Saichōs berühmte Worte werden im Denjyutsu Isshin Kaimon von Kojo (Tendai-Mönch, 779-858) zitiert: ‚Im Doshin ist Existenzgrund gegenwärtig, im Existenzgrund ist Doshin gegenwärtig.'
Ich hatte die Gelegenheit, eine Woche mit Frans Stiene während seines Besuchs in Japan zu verbringen, und die Ehre, ihm buddhistische Praktiken zu erläutern. Ich war tief beeindruckt von Frans' Doshin und voller Ehrfurcht.

Aus Hochachtung für Frans Stienes Doshin habe ich ihm das Kesa – eine Mönchsrobe – geschenkt, das ich selbst einst zur Priesterweihe erhielt. Kesa ist die Seele eines Priesters. Mich haben Frans' Doshin und seine Seele überzeugt, und wegen seines Buchs *The Inner Heart of Reiki: Rediscovering Your True Self* freue mich auf die weiteren Vorhaben von Frans.
Reiki ist nicht bloß eine ‚Technik', sondern spielt eine entscheidende Rolle dabei, jemanden zur ‚Vollendung als menschliches Wesen' zu führen. Der Geist, der sich in den Lebensregeln ausdrückt, ‚Gerade heute, ärgere Dich nicht, sorge Dich nicht ...' wird ebenfalls widergespiegelt in *Ein Tag, ein Leben* meines Lehrers, Sakai Yusai Dai Ajari.

Wenn Du wissen willst, ob ein Lehrer ein echter Reiki-Lehrer ist oder nicht, musst Du ihn nur fragen, was das Wahre Selbst ist. Ohne ein glaubwürdiges Verständnis des Wahren Selbst kann niemand behaupten, ein echter Schüler Mikao Usuis zu sein. Dieses Buch bezeugt, dass der Autor einer der wahren Reiki-Lehrer ist."
Takeda Hakusai Ajari

„*The Inner Heart of Reiki: Rediscovering Your True Self* hat einen starken Widerhall in mir gefunden, denn ich habe immer geglaubt, dass wir alle eins sind und dass Einssein die Essenz unseres Universums ist. In diesem Buch nimmt uns Frans Stiene mit auf eine Reise durch japanische buddhistische Lehren und die Bedeutungen von Mantren und Kanjis, wie sie von Mikao Usui unterrichtet wurden. Es ist eine Reise zurück zu unserem

1 Dem buddhistischen Mönch Saichō wurde postum der Titel Dengyō Daishi (Großer Meister der Überlieferung der Lehre) verliehen (OD).
2 Do: Weg, Shin: Herz-Geist, auch erleuchteter Geist (CR).

Wahren Selbst, zur Einheit und dazu, Reiki zu sein, anstatt in der Dualität zu bleiben und Reiki nur zu praktizieren. Dieses Buch ist ein Muss nicht nur für Reiki-Praktizierende und -Lehrer, sondern für alle, die auf der Entdeckungsreise des Lebens sind. Vieles aus seinen Forschungen, Studien und seiner Praxis teilt Frans freigiebig mit dem Leser. Frans redet aber nicht nur darüber, er geht diesen Weg auch wirklich selbst.

Die Australian Reiki Connection Inc. empfiehlt mit Freude *The Inner Heart of Reiki: Rediscovering Your True Self* ihren Mitgliedern und der Reiki-Gemeinschaft."

John Coleman, Präsident der Australian Reiki Connection Inc., Australiens führender Reiki-Verband

„Manchmal findet man ein Buch, das alles verändert. Nahezu wie nach einem Paradigmenwechsel bekommen die Worte dann eine neue Bedeutung und zeigen die Welt auf neue Weise. Themen, die man immer hinterfragt hat, werden auf einmal klarer und auch solche, bei denen man gar nicht wusste, dass da etwas unklar war. Frans Stienes neues Buch *The Inner Heart of Reiki: Rediscovering Your True Self* ist genau so ein Buch. Jede Seite hat mich tiefer zu mir selbst geführt und brachte Licht in Bereiche, in denen sich Schatten des Zweifels am Reiki-System verbargen und am spirituellen Weg, auf dem ich mich befinde.

Ich bin einige Jahre buddhistischen Studien nachgegangen und arbeite seit vielen Jahren daran, ein Zen-Priester zu werden. Ich betreibe ein Yoga-Studio und habe in den letzten 20 Jahren Yoga trainiert. Weder Zen noch Yoga waren in der Lage, mich meiner wahren Natur so nahe zu bringen, wie es Reiki getan hat. Deswegen sage ich sogar auf die Frage, welche Religion ich hätte, dass ich Reiki-Buddhist sei.

Im Buddhismus gibt es ein bekanntes Sutra, das Diamantsutra. Es wird das Diamantsutra genannt, weil es Täuschungen zerschneidet - mit diesem Buch verhält es sich ebenso, weil es die Täuschungen und den Hype typischer Reiki-Bücher durchschneidet und direkt zum Kern dessen kommt, was Reiki wirklich ist: ein spiritueller Weg. Dieses Buch trifft ins Ziel, und wie sich herausstellt, ist das Ziel das Wahre Selbst.

Frans ist, wie jede Seite dieses Buches bezeugt, weiter gegangen als jeder andere auf der Welt, um das Reiki-System zu studieren und zu erlernen. Immer wieder werden wir auf unser Wahres Selbst zurückverwiesen und eingeladen, selbst zu erforschen, was es mit der wahren Essenz auf sich hat. Wir können uns glücklich schätzen, dass Frans diese Forschungsarbeit für uns bewerkstelligt hat und wir nun alle diesem Weg folgen können, den er uns klar aufgezeigt hat.

Ich habe beschlossen, dass ich niemanden mehr in der dritten Ausbildungsstufe unterrichten werde, der dieses Buch nicht gelesen hat. Ohne das könnten wir nicht sinnvoll über die tiefergehenden Elemente des Reiki-Systems reden und gäbe es keinen Grund, jemanden auf diese Ebene zu bringen."

Jeff Emerson, Reiki- und Yoga-Lehrer, Autor von *Unfolding the Lotus*

„Dieses Buch ist ein Muss für alle, die sich in Reiki üben. Frans hat durch seine Forschung und Praxis das Reiki-System von überlagerten Mythen befreit und uns damit ein klares Verständnis des Reiki-Weges ermöglicht. Er zeigt auch auf, dass Meditationspraxis ein grundlegender Teil des Systems ist. Dieses Buch ist genau das, was die Reiki-Welt braucht, geschrieben von jemandem, der wirklich lebt, was er lehrt."

Helen Galpin, Mitbegründerin der British School of Meditation.

„Seit 1963/64 erkunde ich die großen asiatischen Wege in Schamanismus, Daoismus, Buddhismus, Medizin, alten Wissenschaften, Tai Chi und Qigong und schätze jedes ‚System', das die natürliche Präsenz der Wahrheit und der Kraft des Universums im Kontext des Selbst zum Ausdruck bringt. Modelle der Selbstfindung, der Selbsterkenntnis, des höchsten Persönlichkeitspotenzials und die Entdeckung des Wahren Selbst - von Lao Zi und den Daoisten über Shakyamuni und die buddhistische Blütezeit bis hin zu den großen Zen-Mönchen und -Dichtern - sie alle verweisen auf identische Anschauungen, Einsichten und Praktiken. Mikao Usuis Weg ist eine dieser schönen ‚Ausdrücke', die zeigen, wie die Natur menschlicher Erfahrungen und das Wahre Selbst gemeistert werden können. Frans Stiene hat uns einen großen Dienst damit erwiesen, dass er den eigentlichen Kontext von Reiki als einen Weg der Selbstkultivierung aufgedeckt hat, der primär auf die Läuterung des Selbst zielt, aber zudem auch beinhaltet, anderen zu helfen und sie zu heilen."

Dr. Roger Jahnke, OMD, Gründer/Direktor des Instituts of Integral Qigong und Tai Chi (IIQTC); Autor von *The Healer Within* und *The Healing Promise of Qi*, http:/ IIQTC.org

„Frans Stiene ist ein inspirierender Lehrer, weil er das spirituelle Geschenk von Reiki in all seinen Handlungen und in seinem Alltag verkörpert, nicht nur, wenn er jemandem eine Behandlung gibt. In diesem wunderbaren Buch verwebt er die Fäden der reichen Geschichte japanischer spiritueller Praktiken, die ihn selbst in diesen inneren heiligen Raum geführt haben."
Neil McKinney, MD, Autor von *Naturopathic Oncology*

„Frans Stiene ist einer der weltbesten Reiki-Lehrer, und dieses Buch eröffnet einen Blick auf seinen beeindruckenden Unterricht. Eine besondere Begabung von Frans ist es, tiefgründigste spirituelle Wahrheiten leicht verständlich zu machen. Dieses Buch eröffnet Lesern größere Potenziale ihrer Reiki-Praxis und bietet hilfreiche Techniken dafür an. Ein Muss für jeden, der an der Reiki-Praxis interessiert ist!"
Kathleen Prasad, Gründerin von Animal Reiki Source, Präsidentin der Shelter Animal Reiki Association

„*The Inner Heart of Reiki: Rediscovering Your True Self* ist ein wunderbarer Begleiter für den fortgeschrittenen Reiki-Schüler und/oder -Lehrer, der seine tägliche Praxis vertiefen und sein energetisches Verständnis von Reiki erweitern möchte. Dieses Buch ist eine klare und präzise Anleitung, die hilft, die verschiedenen Komponenten des Reiki-Systems - die Lebensregeln, Meditationen, Symbole/ Mantras und das Handauflegen - in die Behandlungen, den Unterricht und vor allem in das eigene Leben zu integrieren.

Frans Stiene - oft bezeichnet als ‚Der Lehrer der Reiki-Lehrer' – umreißt auf Basis seiner umfangreichen Forschungen, seines fundierten persönlichen Verständnisses und seiner Praxis sanft, mitfühlend und oft humorvoll einen Weg, dem man gerne folgen mag.

Als Reiki-Lehrerin und -Praktizierende fand ich dieses Buch ziemlich atemberaubend. ‚Atemberaubend' ist genau das richtige Wort – das Buch erinnert daran, sich mit seinem Atem und seinem Wahren Selbst zu verbinden, während man es liest! Ich werde bestimmt noch des Öfteren in diesem wunderbaren Buch etwas nachlesen, um mein persönliches Verständnis von Reiki zu erweitern."
Deborah Flanagan, Reiki-Lehrerin und Autorin von *Building a Powerful Practice: Strategies for Success to Create Your Wellness Business*

Das Herz des Reiki-Systems

Das Wahre Selbst wiederentdecken

Das Herz des Reiki-Systems

Das Wahre Selbst wiederentdecken

von Frans Stiene

übersetzt aus dem Englischen
von Christian Rondthaler & Oliver Drewes

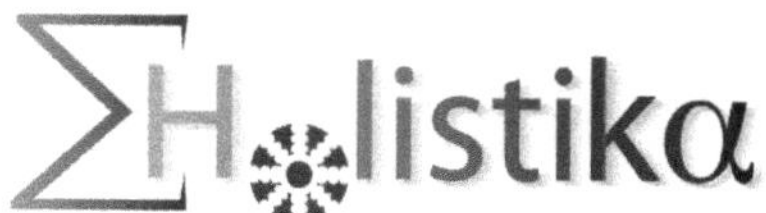

Die kommerzielle Verwertung von Texten, insbesondere die Vervielfältigung, Übersetzung und Mikroverfilmung, ist auch auszugsweise ohne Zustimmung des Verlages nicht erlaubt. Ohne schriftliche Genehmigung des Verlages ist es nicht gestattet, Abbildungen dieses Buches zu gewerblichen Zwecken zu scannen, zu speichern, am Computer zu verändern oder zusammen mit anderen Bildvorlagen zu manipulieren.

Die in diesem Buch enthaltenen Angaben, Daten, Ereignisse, Ratschläge usw. wurden vom Autor nach bestem Wissen niedergeschrieben und vom Verlag und seinen Beauftragten sorgfältig geprüft. Dennoch können weder Autor noch Verlag inhaltliche Fehlerfreiheit garantieren. Eine Haftung des Autors beziehungsweise des Verlages und seiner Beauftragten für Schäden irgendeiner Art, die aus der Anwendung oder Verwendung der Angaben aus diesem Buch entstehen, sind ausgeschlossen.

Text copyright © 2019 Frans Stiene
Originally published in the UK by John Hunt Publishing Ltd., Laurel House, Station Approach, Alresford, Hants, SO24 9JH, UK
Published in 2019 under licence from John Hunt Publishing Ltd.

Titel der Originalausgabe:
The Inner Heart of Reiki: Rediscovering Your True Self

1. Auflage 2019
© 2019 Holistika Verlag
Alle Rechte vorbehalten

Holistika Verlag
Dürerstr. 23
53340 Meckenheim
Tel. 02225-9005060
e-mail: info@holistika.de
website: www.holistika.de

Coverillustration: „Rising dragon" von Michiko Imai
Covergestaltung: Vogelsang Werbegrafik, 53127 Bonn
Übersetzung: Christian Rondthaler, 22765 Hamburg und
Oliver Drewes, 53340 Meckenheim
Layout & Satz: Oliver Drewes, 53340 Meckenheim
Lektorat: Beate Selich-Wynen, 41569 Rommerskirchen
Druck: Scandinavianbook c/o Druckhaus Nord GmbH, DK-6300 Gravenstein

ISBN 978-3-9812671-6-7

Inhaltsverzeichnis

Allen meinen Lehrern*

Vollmond

Deine Lehren sind unvergessen

Wie tief klingen sie nach

in meinem Herzen

Danke, Sensei

* = Meine Lehrer sind meine Familie, meine Weggefährten, die Menschlichkeit, Tiere, die Erde, der Himmel, der Raum, einfach alles....

Suche nach der Wahrheit - ein Schimmer der Hoffnung

Ein Sturm tobt in meinem Geist, zerrt mich durch Vergangenheit, Gegenwart und Zukunft.

Erinnerungen packen mich wie der eiserne kalte Griff des Winters.

Wie ertrinkend in einem See schlagen Wellen der Sorgen über mir zusammen, und die Angst überwältigt mich.

Meine Energie zittert wie ein frisch geschorenes Schaf in kalter, früher Frühlingsnacht.

Aber weit hinter diesem Tumult meines konfusen, aufgewühlten Geistes erkenne ich einen Schimmer; einen Schimmer der Hoffnung.

Tief unter der Erdoberfläche muss ich graben, die Hände schmutzig, Blätter im Haar, eine Art wilden Blickes auf meinem Gesicht.

Doch je mehr dieser Schimmer mich anzieht, desto tiefer muss ich auch graben; es scheint nicht aufhören zu wollen.

Jedes Mal schließt sich meine Hand, dann spähe ich hinein, so als wenn ich es letztendlich gefunden hätte, aber da ist nichts.

Ich bin des Grabens müde, der Turbulenzen meiner Gedanken, müde, ach so müde.

Meine Zweifel sind so groß wie das höchste Gebirge, und schließlich gebe ich auf.

Ich müsste die Kraft eines Stiers haben, um weiterzugraben.

Ich falle ins Moos, unter Tränen ergebe ich mich und lasse los.

Die Erde beginnt zu beben, plötzlich ziehen die Wolken ab, und die Sonne scheint in ihrer ganzen Pracht.

Meine Augen sind geschlossen, ein Licht tief im Inneren, seine Wärme durchflutet mich, nimmt alle Zweifel und die Verwirrung in meinem Geist fort.

Schicht um Schicht fällt es von mir ab, wie ein Kartenhaus zusammenstürzt.

Nichts bleibt übrig, ich bin nackt. Direkt ins Herz hinein strahlt mir die Wahrheit.

Einfach sein, einfach sein, einfach sein, flüstert es.

Geleitwort der englischen Ausgabe

Was ist Heilung? Das ist eine Frage, die wir uns alle von Zeit zu Zeit stellen, vor allem dann, wenn jemand, der uns nahesteht, oder wir selbst vor einem Gesundheitsproblem stehen. In den letzten drei Jahren meines Kampfes mit Brustkrebs ließ sich diese Frage für mich unmöglich ignorieren. Obwohl mir als Reiki-Praktizierende und -Lehrerin mit mehr als sechzehnjähriger Erfahrung Meditation und gesundem Lebensstil so selbstverständlich geworden sind wie das Atmen, erwies sich mir diese Frage doch als so schwierig, so komplex und so frustrierend, dass es Zeiten gab, in denen ich mir kaum noch vorstellen konnte, sie jemals beantworten zu können. Und doch finden Sie auf den Seiten dieses Buches, das Sie in diesem Moment vor sich halten, eine sehr klare, sehr aufrichtige, sehr reale Antwort.

Dieses Buch ist - in einem Wort gesagt - außergewöhnlich. In einem Satz gesagt: Legen Sie Ihren Sicherheitsgurt an, denn dieses Buch wird Ihr Leben verändern. Vor allem verdanken wir dies jenem außergewöhnlichen Menschen, der es verfasst hat: Frans Stiene. Sein Körper, sein Gemüt und sein Geist sind von Licht, Mitgefühl, Weisheit und Freude durchdrungen. Seine heilende Gegenwart breitet sich überall hin aus und wirkt ansteckend. Diejenigen, die ihn kennengelernt oder seine Klasse besucht haben, wissen, was ich meine. Wer sich nun hier auf seine Worte einlässt, wird das auch bald erfahren können.

Ich bezweifle, dass ein anderer Mensch auf diesem Planeten besser dazu geeignet ist, alte japanische Lehren in die moderne Welt zu bringen. Dieser Mensch hat sich voll und ganz der Lehre Mikao Usuis verschrieben. Und selbstverständlich hat Frans die Reiki-Praxis genutzt, um sich selbst zu heilen - genauso wie viele andere, die diesen Weg gehen.

Natürlich bin ich in hohem Maße voreingenommen. Ich habe Frans vor über acht Jahren kennengelernt, und von dem Moment an, in dem ich ihm begegnete, hat er mein Leben verändert. Anfangs ging es nur darum, das in meiner Arbeit mit Tieren umzusetzen, was ich bei ihm lernte. Gleich beim ersten Mal als ich seine Klasse besuchte, gingen mir eine Menge Lichter auf: ‚Oh ja, das ist genau das, was dieser Hund mir erzählen will' oder ‚Oh ja, das ist genau das, was jenes Pferd mir zeigen möchte.' Durch Frans' Perspektive fand ich nun Worte, die tiefgreifenden Heilungserfahrungen, die sich in den meditativen Reiki-Behandlungen mit meinen Tieren einstellten, zu beschreiben. So wurde ich als Lehrerin für Reiki für Tiere bedeutend besser.

Ich bin außerdem voreingenommen, weil ich weiß, dass sein Unterricht mir geholfen hat, meinen Krebs zu besiegen. Ich ahnte noch nicht, dass in wenigen Jahren, in denen ich mich Frans' Lektionen widmete, sie beherzigte und übte, seine Botschaften mir auch dann als Leitstern dienen sollten, als ich so schroff mit der eigenen Hinfälligkeit konfrontiert wurde. Nicht weil ich mir das gewünscht hätte, sondern weil der Krebs mich zwang.

Ehrlich gesagt kann ich mir nicht vorstellen, wie ich es ohne die weise und sichere Führung von Frans mit all diesen Krebsoperationen und Therapien geschafft hätte. Ohne die spirituelle Unterstützung und das Positive, das er ausstrahlt. Ohne die täglichen, manchmal sogar stundenlangen Meditationsübungen, die er mich lehrte. Heute bin ich wieder stark. Ich bin geheilt. Und ich bin zu einhundert Prozent davon überzeugt, dass Frans' Botschaften eine breite Öffentlichkeit verdienen, denn sie sind *das* Gegenmittel unseres Leidens. Ich fühle mich sehr geehrt, Ihnen heute dieses Buch vorstellen zu können!

Dieses Buch handelt nicht davon, wie man alle Schwierigkeiten des Lebens vermeidet, sondern es ist ein Leitfaden zu echter und dauerhafter Heilung und Gesundheit - unabhängig von äußeren Umständen und Herausforderungen, in denen sich jemand gerade befinden mag. Es ist eine Erkundung der Techniken Mikao Usuis, nicht nur aus intellektuellem Blickwinkel, sondern, viel bedeutender, auf der Grundlage von Erfahrungen. Usui Sensei wollte uns lehren, was Heilung wirklich ist, und er hat uns dazu viele Orientierungshilfen hinterlassen, von denen im Verlauf dieses Buchs im Einzelnen die Rede ist. Darüber hinaus lädt dieses Buch aber auch dazu ein, sich von vorgefassten Meinungen über Leben und Getrenntheit zu verabschieden und unser Bewusstsein auf Verbundenheit und Einheit hin zu erweitern.

Lassen Sie dieses Buch zum Zündfunken werden, der Ihre spirituelle Meditationspraxis mit neuer Leidenschaft befeuert. In aller Einfachheit wird dieses Buch Ihnen den Weg zurück zu Ihrer eigenen wahren Natur weisen, der Tiefe Ihres Herzens und Ihres Wesens. Ich denke, Mikao Usui würde sehr stolz darauf sein.

Kathleen Prasad

Gründerin von Animal Reiki Source, Mitbegründerin von The Shelter Animal Reiki Association, Autorin von *Reiki for Dogs* und Mitautorin von *The Animal Reiki Handbook* und *Animal Reiki*

San Rafael, CA, February 2015

Vorwort

Ich freue mich sehr, dass mein Buch *The Inner Heart of Reiki: Rediscovering Your True Self* nun in deutscher Sprache erscheint und danke Christian Rondthaler für die Übersetzung aus dem Englischen und Oliver Drewes darüber hinaus für das Verlegen in seinem Verlag Holistika.

In diesem Buch werde ich nicht weiter auf die Lebensgeschichte von Mikao Usui eingehen, wie man sie schon in den anderen Büchern finden kann, an denen ich als Koautor beteiligt war, wie *The Reiki Sourcebook*, *The Japanese Art of Reiki* und *Your Reiki Treatment*. Ich werde auch nicht die speziellen Meditationen oder Handpositionen erklären, wie sie in vielen Reiki-Büchern immer wieder diskutiert werden. Stattdessen werde ich direkt zum Kern des Reiki-Systems kommen: Wie können wir unser Wahres Selbst wiederentdecken?

Dieses Buch wäre nicht ohne die Hilfe meiner Lehrer möglich gewesen, aber wesentlich wichtiger ist, dass es nicht ohne meine persönliche Praxis hätte entstehen können. Nur durch eigene persönliche hingebungsvolle tägliche Praxis kann es uns gelingen, den wahren Kern von Mikao Usuis Lehre wieder neu zu entdecken. Lehrer können uns nur einen Weg zeigen, gehen müssen wir ihn aber selbst. Wenn wir lediglich die Worte unserer Lehrer wiederholen, werden wir zu Papageien, und unser eigener Unterricht wird hohl ohne eigene direkte Erfahrung. Deswegen fußt die Botschaft dieses Buches auf meinem eigenen Verständnis, meiner unmittelbaren Erfahrung und meiner persönlichen Einsicht in Mikao Usuis Lehre.

Diese Erkenntnisse verdanke ich meinen eigenen Nachforschungen und der Schulung durch Geistliche des japanischen Shingon, Tendai und Shugendo. Wenn wir das Wesen des Reiki-Systems ganz erfassen wollen, müssen wir uns auch die traditionellen japanischen spirituellen Praktiken ansehen und betrachten, wie sie mit Mikao Usuis Lehre zusammenhängen. Ich habe daher dieses Buch mit Zitaten namhafter spiritueller Lehrer und Lehren gewürzt, meist aus Japan, damit man sich ein klares Bild davon machen kann, was es mit der Essenz des Reiki-Systems auf sich hat und wie mit authentischer Weisheit auf immer die gleichen Dinge hingewiesen wird.

Ich hätte dieses Buch nicht allein schreiben können, und ich möchte mich deshalb bei Hiromi Hayashi für die Hilfe bei den japanischen Schriftzeichen und deren Übersetzung bedanken. Und ich möchte mich bei Rev. Kūban Jakkōin, Rev. Takeda Hakusai, Rev. Jion Prosser, Rev. Reyn Yorio Tsuru und Rev. Jiryo Shoden Doshi für ihre Unterstützung und ihre Unterweisungen bedanken. Ohne sie wäre es wohl nicht gelungen, dieses Buch zu schreiben. Danke Bronwen für Deine Unterstützung und einige redaktionelle Verbesserungen. Danke meinem Sohn Oliver für, wer Du bist.

Wie der Titel schon andeutet, ist dieses Buch nicht nur eine Reise zum Kern des Reiki-Systems, sondern auch eine Reise zum eigenen Wahren Selbst. Nehmen wir uns nun an die Hand und gehen diesen Weg gemeinsam!

Frans Stiene, Haarlem, Januar 2019

Teil I

Das Herz des Reiki-Systems

Kapitel 1

Reiki ist das Wahre Selbst

Das Wort Reiki ist auf verschiedene Weise übersetzt worden, die tiefere Bedeutung des Wortes Reiki jedoch ist Wahres Selbst. Genau betrachtet bedeutet das Wort Reiki wörtlich übersetzt spirituelle Energie. Dann müssen wir uns aber fragen, was und wo ist diese spirituelle Energie? Ist sie außerhalb von uns, ist sie in uns oder etwa beides? Wenn sie nur außerhalb von uns wäre, dann wäre Spiritualität eigentlich etwas Externes, ohne Sinn für unser Innenleben und blind für unsere wirklichen Probleme. Wenn wir andererseits meinen, sie sei allein in uns, dann könnte es sein, dass wir nicht mehr an andere Menschen denken und egoistisch werden. Begreifen wir aber bei der Beschäftigung mit dieser Frage allmählich, dass spirituelle Energie sowohl innerhalb als auch außerhalb von uns ist, erschließt sich uns ein klareres Bild davon, was Reiki wirklich umfasst.

Über die Einsicht, dass die spirituelle Energie sowohl innerhalb als auch außerhalb von uns ist, können wir aber noch hinausgehen. Wir können damit anfangen wiederzuentdecken, dass sie weder innerhalb noch außerhalb von uns ist: Sie ist allumfassend. Stellen Sie sich eine leere Glasflasche vor. Wir denken, dass der Innenraum der Flasche etwas anderes sei als der Raum außerhalb. Aber was ist, wenn wir einen Hammer nehmen und die Flasche in Stücke zerschlagen? Können wir die Räume innerhalb und außerhalb dieser Flasche dann immer noch unterscheiden? Nein, denn der Raum von innerhalb und außerhalb der Flasche ist nun vermischt und lässt sich nicht mehr trennen. Wir könnten sagen, beide machen den gleichen Eindruck. Ein anderes Wort für diese Betrachtung ist Non-Dualität. Diese nonduale Erfahrung ist unser Wahres Selbst, das, was wir wirklich sind ohne die Grenzen des Egos. Das ist spirituelle Energie. Das ist Reiki, unser Wahres Selbst.

Wir könnten auch das Bild von einem Küken in einem Ei nehmen. Wenn das Küken die Schale durchbricht, wird der Raum innerhalb und außerhalb ein und derselbe. Wohlgemerkt – und dies ist ein sehr wichtiger Punkt -, das Küken durchbricht die Schale von innen nach außen.

So verhält es sich auch mit unserer eigenen spirituellen Wiederentdeckung des Wahren Selbst: Dies muss von innen her kommen. Deshalb betonen alle spirituellen Lehren, sich nach innen zu wenden.

> Dieser eine Geist, der in Dir und mir ist, ist weder innen, außen noch in der Mitte. Und doch ist er zur gleichen Zeit innerhalb, außerhalb und in der Mitte. Wie die Stille leeren Raumes durchdringt er alles.
> – Xunyun, in Sheng Yen, *Attaining the Way: A Guide to the Practice of Chan Buddhism*

Jedoch gibt es eine Schwierigkeit in diesen Lehren, und zwar, dass wir niemandem sein Wahres Selbst zeigen können. Warum nicht? Dies liegt daran, dass es ebenso schwierig ist, das Wahre Selbst fassbar zu machen wie jenen einen Raum innerhalb und außerhalb unserer Flasche. Wie können wir Raum begreifbar machen? Wir können ihn nicht berühren, er hat keine Farbe, keinen Geruch, und wie könnten wir also zu jemandem sagen: „Schau, hier ist er"? Daher griffen die alten Meister oft nach poetischen Formulierungen, Symbolen, Ritualen, kryptischen Worten und Tönen, um auf unser Wahres Selbst hinzudeuten. Oft vergessen wir jedoch, dass solche Wegweiser nichts anderes als eben nur Wegweiser sein sollen. Wenn wir das vergessen, können sie uns sogar in Verwirrung führen. Wir beginnen dann, Sachen zu sagen wie „Dieser Wegweiser ist so kraftvoll, wir müssen ihn immer einsetzen!" Wir klammern uns an ihn und wollen ihn niemals loslassen, anstatt uns darauf zu besinnen, worauf er hinweist: auf unser Wahres Selbst. In den Lehren von Mikao Usui finden wir fünf solcher Wegweiser:

- die Lebensregeln
- Meditationstechniken
- Symbole und Mantras
- *Reiju*/Initiation/Einstimmung
- Heilung durch Handauflegen

Jeder dieser fünf Wegweiser zeigt auf unser Wahres Selbst. Die Wiederentdeckung unseres Wahren Selbst wird in Japan Anshin Ritsumei (höchster innerer unerschütterlicher Frieden) oder Satori (Selbsterkenntnis/

Erwachen) genannt. Indem wir diesen Wegweisern folgen, wird es uns eines Tages wie der Flasche in unserem Beispiel ergehen: Wir überwinden die Barrieren des Getrenntseins, werden uns unserer nondualen Natur gewahr, unseres Wahren Selbst. Auf diese Weise sind wir selbst zu Reiki geworden, und unsere Praxis hat sich vom Reiki-Praktizieren zum Reiki-Sein gewandelt. Dies ist das wesentliche Anliegen des Reiki-Systems: zum Ausdruck bringen, Reiki zu sein.

> Wenn wir wirklich das Selbst ganz vergessen, dann gibt es keine Trennung mehr zwischen innen und außen, keine Trennung zwischen Dir selbst und dem Äußeren. Auf diese Weise können wir der ganzen Fülle des Lebens gewahr werden.
>
> – Taizan Maezumi, *Appreciate Your Life: The Essence of Zen Practice*

Mikao Usui verwendete in seiner Lehre eine wunderbare Metapher für unser Wahres Selbst: das uns immanente Große Helle Licht (jap. Dai Kōmyō - das Mantra der dritten Reiki-Ausbildungsstufe Shinpiden). Unser Wahres Selbst ist immer hell, ganz gleich, was geschehen mag. Stellen wir uns eine Lampe vor mit einem Lampenschirm darüber. Legen wir noch zusätzliche Lampenschirme über das Licht, dann sieht es so aus, als nähme das Licht ab. Wenn wir alle Lampenschirme wegnehmen, sieht es wiederum so aus, als würde das Licht stärker werden. In Wirklichkeit aber hat das Licht weder ab- noch zugenommen, es blieb unverändert. So verhält es sich auch mit unserem Wahren Selbst, unserem Großen Hellen Licht. Wenn wir uns in Meditation üben, mag es so aussehen, als würde unser Licht strahlender. Ärgern wir uns dann aber beipielsweise, sieht es so aus, als verdunkle sich das Licht. Aber in Wirklichkeit ist unser Licht immer gleich hell. Auch wenn wir sagen, dass wir durch unsere Praxis klarer geworden wären oder dass wir mehr Energie bekämen - aus Sicht unseres Wahren Selbst, unseres Großen Hellen Lichtes gibt es da nichts zu verbessern oder zu steigern. Dies unmittelbar einzusehen ist schwierig. Mikao Usui kannte solche Schwierigkeiten, und deswegen schuf er sein spezifisches Lehrsystem, mit dessen Hilfe wir eines Tages unser Großes Helles Licht freilegen können.

So erzählten die alten Mitglieder der Gakkai, dass Usui Sensei diejenigen besonders intensiv im Weg zum Satori unterwies, die schon ein bestimmtes Niveau erreicht hatten.

– Hiroshi Doi, *A Modern Reiki Method for Healing*[1]

Kehren wir aber noch einmal zum Bild der Lampe mit den vielen Schirmen zurück. Was wäre, wenn wir begännen, die Lampenschirme wegzunehmen, was würde passieren? Es sähe dann so aus, als strahlte unser Licht heller, aber was noch? Jedes Mal wenn wir einen Lampenschirm wegnehmen, wird unser Licht größer und strahlt noch mehr in die Weite. Dies hat großen Einfluss auf unser Mitgefühl für andere, denn unser Licht ist nun in der Lage, alle fühlenden Wesen zu berühren. Und alle fühlenden Wesen können, sofern sie dies möchten, aus diesem Licht Nutzen ziehen.

Damit sind wir nun bei einem sehr wichtigen Aspekt der Lehre Mikao Usuis angekommen: Es stellt sich die Frage „Was ist Heilung?" In vielen heutigen Lehren ist das Verständnis von Heilung hauptsächlich auf das Körperliche ausgerichtet. Aber was ist Heilung tatsächlich?

Das Wort Heilung bedeutet: ganz machen. Aus einer spirituellen Perspektive, um uns selbst wieder „ganz zu machen", ist es erforderlich, uns daran zu erinnern, dass wir das Universum sind. Oder anders ausgedrückt, wir müssen unser Wahres Selbst wiederfinden, weil wir nur in diesem Bewusstsein vollständig begreifen können, dass wir das Universum sind und das Universum wir. Mikao Usui hat darauf in seinen Lebensregeln verwiesen. Sie alle sprechen vom Geist. Und er wies auch darauf hin, dass, wenn wir zuerst den Geist heilen, der Körper folgen wird. Deswegen ist die höchste Form der Selbstheilung eben die Wiederentdeckung des Wahren Selbst, und die höchste Form der Heilung anderer ist es, ihnen zu helfen, ihr Wahres Selbst wiederzufinden.

In den Lebensregeln findet sich eine so übersetzbare Lebensregel: „Sei mitfühlend mit Dir und anderen." Sich des eigenen Wahren Selbst zu erinnern, ist wohl das Mitfühlendste, was wir für uns selbst tun können. Anderen zu helfen, sich ihres Wahren Selbst zu erinnern, ist das Mitfühlendste, was wir für sie tun können. Das Wahre Selbst wiederzuentdecken bedeutet vor allem: Loslassen des „Ich" oder des Ego.

1 Die deutsche Übersetzung der revidierten englischen Auflage erschien im August 2017 (ISBN 978-3-9812671-4-3) ebenfalls im Holistika Verlag (OD).

Denn dieses „Ich" hindert uns daran zu erkennen, dass wir das Universum sind. Deswegen handeln auch alle Lebensregeln vom Loslassen des „Ich". Mit ihnen machen wir uns auf die Reise zum Wahren Selbst.

> Jeder sorgt sich um seinen Körper, dessen Schönheit und dessen Gesundheit. Wir machen uns zu viele Sorgen. Krankheiten sind zum Teil ein Nebenprodukt des Ego. Also müssen wir zuerst unsere Egos heilen. Offen sein. Durch Loslassen des Ego können wir Krankheiten vorbeugen. In Einklang mit der kosmischen Ordnung zu sein ist die beste Prävention für Körper und Geist und die heilsamste.
> – Taisen Deshimaru, *Mushotoku Mind: The Heart of the Heart Sutra*

Weil die Japaner die Kanjis (Schriftzeichen) aus China übernahmen, ist es interessant zu untersuchen, wie die Kanjis für Reiki aus traditioneller chinesischer Sicht verstanden werden. Das Kanji für Reiki auf Chinesisch ist Ling Chi. Meine taoistische Lehrerin, Li Ying, erzählte mir, dass aus taoistischer Sicht Ling Chi das Tao bedeutet - oder mit anderen Worten unser Wahres Selbst. Sie betonte, dass man zu dieser Art von Energie nur durch ernsthafte Meditationspraxis Zugang finden kann.

> Ling Chi ist die subtilste und hochgradig verfeinertste aller Energien des menschliche Systems und das Produkt fortgeschrittener Praxis, bei der die gewöhnlichen Energien des Körpers in rein spirituelle Lebenskraft verwandelt werden.
> – Daniel Reid, *Chi Gung: Harnessing the Power of the Universe*

Kapitel 2

Usui Reiki Ryōhō

Die übliche Bezeichnung für Mikao Usuis Lehre lautet Usui Reiki Ryōhō.

Reiki = Wahres Selbst
Ryō = kurieren oder heilen
Hō = Methode oder Dharma, Lehre, Wahrheit

Usui Reiki Ryōhō kann also verstanden werden als: Usuis Methode (Dharma) zur Kurierung oder Heilung des Wahren Selbst. Mikao Usui hat die Formulierung Heilung des Wahren Selbst hier nicht wörtlich gemeint. Er wusste, dass es da nichts zu heilen gibt - denn eigentlich müssen wir uns ja nur an unser Wahres Selbst erinnern. Wenn wir allerdings jemandem sagen „Erinnere Dich an Dein Wahres Selbst", könnte das durchaus zu Verwirrung führen. Wegen all unserer Lampenschirme könnten wir meinen, es sei doch viel zu simpel, sich lediglich an das Wahre Selbst zu erinnern, und könne doch gar nicht funktionieren. Darum müssen wir hier das Wort heilen als eine Methapher verstehen. Heilen bedeutet ganz machen, daher wäre es auch möglich zu sagen: Usuis Methode (Dharma), sich an die Ganzheit des Wahren Selbst zu erinnern. Möglicherweise können wir uns manchmal für kurze Augenblicke unseres Wahren Selbst erinnern, aber dann sind da doch ganz schnell wieder unsere Lampenschirme, unser Großes Helles Licht scheint erloschen zu sein. Deswegen brauchen wir spezielle Übungen, die uns dabei helfen, diese Lampenschirme ein für alle Mal zu beseitigen.

> Dieses Dharma (Hô, Wahrheit) ist in jedem Menschen vollständig gegenwärtig, aber ohne diese Übungen zu machen, manifestiert sie sich nicht, ohne diese Übungen umzusetzen, erlangt man sie nicht.
> – David Edward Shaner, The Bodymind Experience in Japanese Buddhism

Der Name Reiki beschreibt ein Heilsystem zur Entdeckung des Wahren Selbst, vom Heilen durch Handauflegen ist nicht die Rede. Der Name selbst liefert nur den Schluss, dass wir allein durch die Wiederentdeckung unseres Wahren Selbst damit beginnen können, andere auf einem elementaren Niveau mit unseren Händen zu heilen. Auch Frau Takata, die Reiki in den Westen brachte, betonte, dass Reiki mit der Wiederentdeckung der Energie des Wahren Selbst anfängt. Frau Takatas Tagebucheintrag vom 10. Dezember 1935 besagt, dass ...

> ... die Bedeutung von „Reiki" eine Energie in einem selbst ist, die fokussiert und am Klienten angewendet, alle Krankheiten heilt - sie ist das größte natürliche Heilmittel, welches ohne Medikamente auskommt. Sie hilft in jeder Hinsicht bei Mensch und Tier. Um sie zu konzentrieren, muss man sein begriffliches Denken reinigen und meditieren, damit die wahre Energie von innen nach außen fließen kann. Sie wird im Unterbauch etwa 2 Zoll unter dem Nabel lokalisiert. Setzen Sie sich in eine bequeme Position, schließen Sie die Augen, richten Sie Ihre Aufmerksamkeit auf Ihre Gedanken und entspannen Sie sich.

Hier sagt sie also, dass Reiki die Energie in einem selbst ist, sie nennt sie sogar die Wahre Energie, die im Unterbauch angesiedelt sei. Sie betont, dass wir uns fokussieren und meditieren sollen, um die Energie von innen heraus fließen lassen zu können. Sie weist damit bereits deutlich auf das Herz des Reiki-Systems hin. Allerdings sind die meisten Lehren von Frau Takata verloren gegangen und wurden nicht weiterunterrichtet.

Aus all dem ergibt sich, dass wir das Reiki-System zunächst als eine Methode zur Wiederentdeckung unseres Wahren Selbst betrachten sollten, bevor wir überhaupt ins Auge fassen, anderen helfen zu wollen. Auch die Usui Reiki Ryōhō Gakkai (Gesellschaft der Lehren Usuis zum Kurieren und Heilen des Wahren Selbst) in Japan stimmt dem ebenso zu:

> Zuerst müssen wir unseren Geist heilen. Als Zweites müssen wir unseren Körper gesund halten. Wenn unser Geist gesund und auf die Wahrheit ausgerichtet ist, wird unser Körper auf natürliche Weise gesund. Wenn Sie sich selbst nicht heilen können, wie können Sie dann andere heilen?
>
> – Reiki Ryōhō Hikkei, Handbuch der Usui Reiki Ryōhō Gakkai

Aus diesen Hinweisen sehen wir, dass wir bei der Wiederentdeckung des

Wahren Selbst bei uns selbst beginnen müssen, dies ist der ultimative Weg zur Heilung. Für mich ist Usui Reiki Ryōhō eine spirituelle Praxis, die uns dabei hilft, aus der Unkenntnis unseres Wahres Selbst hin zur Erkenntnis unseres Wahren Selbst zu gelangen.

> Alles im Universum besitzt ohne jede Ausnahme Reiki.
> – Notitz eines Schülers von Mikao Usui aus Hiroshi Dois Schulungsunterlage

Wenn wir beginnen, unser Wahres Selbst zu entdecken, dann bemerken wir auch, dass alles andere um uns herum ebenfalls aus diesem Großen Hellen Licht geschaffen ist: eine Person, ein Tier, ein Stein, ein Grashalm, alles. Und wenn einfach alles dieses Große Helle Licht ist, dann sind wir auch alle miteinander verbunden. Mit dieser Einsicht erfahren wir unmittelbar, was Mitgefühl wirklich bedeutet, denn reines Mitgefühl gibt es nur dort, wo die Gesamtheit aller Dinge inbegriffen ist. Viele Leute reklamieren für sich, in der direkten Linie von Mikao Usui zu stehen und dass sie die einzig wahre Lehre Mikao Usuis weitergäben. Aber ist das möglich? Eine interessante Frage, wo doch gesagt wird, dass Mikao Usui verschiedenen Schülern verschiedene Dinge lehrte, abhängig von ihrem jeweiligen spirituellen Entwicklungsstand.

> Usui Sensei hatte keine Standardlehrpläne, und die Dauer seiner Ausbildung hing vom spirituellen Fortschritt seiner Schüler ab. Man sagt, er hätte Einzelunterricht hauptsächlich ausgerichtet auf eine angemessene innere Haltung gegeben, die er basierend auf seiner eigenen Erfahrung für spirituelle Entwicklung für erforderlich hielt.
> – Hiroshi Doi, *A Modern Reiki Method for Healing*

Dies bedeutet, dass verschiedene Lehrer unterschiedliche Aspekte von Mikao Usuis Lehre unterrichten und dass diese dem jeweiligen persönlichen Verständnis eines Lehrers entsprechen - so wie der speziellen Ausrichtung von dessen Lehrer und des Lehrers dessen Lehrers und so weiter. So könnte der eine zum Beispiel seinen Fokus auf die klinische Handheilungsmethode legen, ein anderer dagegen könnte eher die spirituellen Aspekte von Mikao Usuis Methode betonen. Diese verschiedenen Wege mit Reiki sind vom persönlichen Interesse eines jeden Meisters geprägt.

Dazu kommt, dass Reiki-Schüler sich oft gerade zu einem Lehrer am meisten hingezogen fühlen, der ihren eigenen spirituellen Horizont, Fortschritt und Weg anspricht. Einer ist nicht besser als der andere, nur der Weg unterschiedlich. Darüber hinaus ist jede einzigartige Betrachtung, Praxis und Erfahrung eines Praktizierenden mit den ihn gelehrten Techniken viel bedeutender als Meisterlinie und Lehrer, da es auf einer simplen und direkten Erfahrung mit den Lehren Mikao Usuis beruht, worin sich nach meiner Meinung Usuis wirkliches Erbe und die eigentliche Meisterlinie zeigt. Trotz aller Unterschiede, die mit dem jeweiligen Reiki-Lehrer und den Einzigartigkeiten jedes einzelnen Praktizierenden zusammenhängen, ist es allerdings auch interessant, darüber nachzudenken, was Mikao Usui denn selbst eigentlich im Sinn hatte.

> ... Auch wenn der Stil an sich immer noch existieren mag, ist es in vielen Fällen schwierig zu beurteilen, was die ursprünglichen Absichten des Begründers gewesen sind, auf welche Weise er sich seinen Schülern mitteilte oder ob der Stil sich im Laufe der Jahrhunderte tatsächlich verändert hat. Was auch immer für Anweisungen oder Handbücher noch existieren mögen, dem Uneingeweihten werden sie sich nicht erschließen und manchmal nicht einmal dem aktuellen Lehrer.
> – William Scott Wilson, *The Swordsman's Handbook: Samurai Teachings on the Path of the Sword*

In diesem Buch möchte ich die Werkzeuge und Arbeitstechniken behandeln, die von Mikao Usui überliefert sind, und der Frage nachgehen, welche Hinweise wir noch versteckt in seinen Lehren finden können. Um sie besser verstehen zu können, möchte ich versuchen, sie aus einer Perspektive zu betrachten, die den Zeitraum um 1800 bis hin zu den frühen Jahren des letzten Jahrhunderts umfasst, anstatt meinen Blick am zeitgenössischen Japan zu orientieren. Eine historische Perspektive einzunehmen ist ein bedeutender Weg, den wir ausprobieren können, um die Dinge mit Usuis Augen zu sehen, damit wir so die Spuren, die er hinterlassen hat, gründlicher erforschen können.

Kapitel 3

Die Lebensregeln und unser Wahres Selbst

Das Reiki-System wird oft als Heilungssystem bezeichnet, aber was bedeutet „Heilung"? Wie bereits erwähnt, „heilen" bedeutet nicht allein, körperliche Genesung zu bewirken, sondern vor allem unser Herz/unseren Geist zu heilen. Bei dieser Form der Heilung geht es um die Wiederentdeckung unseres Wahren Selbst, die grundlegendste Heilung überhaupt. Darauf verweisen die Lebensregeln, die uns Mikao Usui glücklicherweise hinterlassen hat und die von zentraler Bedeutung für die Reiki-Methode sind. Die folgende Version der Lebensregeln stammt von Usuis Gedenkstein, eine Übersetzung findet sich in Hiroshi Dois Schulungsunterlage:

> Gerade heute:
> Ärgere Dich nicht,
> sorge Dich nicht,
> sei dankbar,
> tue, was Dir bestimmt ist,
> sei freundlich zu anderen.

Mit den Lebensregeln, an welcher Übersetzungsversion auch immer wir uns orientieren mögen, weist Mikao Usui auf das Element des Herz/Geist hin, das in der Essenz unser Wahres Selbst ist. Nirgendwo ist von körperlichen Problemen die Rede, und wie wir sehen, wird Hilfe für andere lediglich im letzten Satz erwähnt. Zunächst stellt er fest, dass es nötig sei, sich von Ärger und Sorgen zu heilen, denn das sind die Hindernisse, die uns davon abhalten, anderen zu helfen. Und was bedeutet es, anderen zu helfen? Sie auf körperlicher Ebene zu heilen? Wenn das der Fall wäre, hätte Usui in den Lebensregeln sicherlich darauf hingewiesen. Nein, vielmehr verweist er darauf, andere dabei zu unterstützen, sich ebenfalls von Ärger und Sorgen zu befreien und ihr Wahres Selbst zu finden. Mit anderen Worten, die Lebensregeln zielen auf Anshin Ritsumei - spirituellen Frieden oder Erleuchtung. Anshin bedeutet Frieden im Herz/Geist. Erst wenn wir diesen Frieden im eigenen Herz/Geist gefunden haben, können wir daran denken, auch anderen dabei zu helfen, Frieden in ihrem Herz/

Geist zu finden. Dies wäre Freundlichkeit im höchsten Sinn. Dies wäre Heilung im höchsten Sinn. Dies ist die Wiederentdeckung des Wahren Selbst.

> Herz ist einfach Herz. Geist, ein Schlüsselbegriff im Buddhismus, ist ein Synonym für die gleiche Sache.
>
> – Taizan Maezumi, *Appreciate Your Life: The Essence of Zen Practice*

Das folgende Zitat aus Hiroshi Dois Buch *A Modern Reiki Method for Healing* gibt uns einen Einblick, wie das Konzept von Anshin Ritsumei in Usui Lehren passt:

> Usui Sensei wählte persönlich unter qualifizierten Schülern der Okuden Ausbildungsstufen jene aus, die ein gehobenes Niveau der Spiritualität besaßen, und bot ihnen weitere Unterweisungen in der Shinpiden-Ausbildungsstufe an. Diese Schüler erhielten dann persönlichen Einzelunterricht mit dem Ziel, Anshin Ritsumei zu erreichen.

Wie wir sehen, wählte Mikao Usui für bestimmte tiefergehende Lehrinhalte Schüler aus, die bereit waren, den Kern der Lehre zu erfassen. Dies waren Schüler, die verstanden, dass Heilung in unserem Herz/Geist beginnt, denn erst wenn unser Geist klar ist, werden unser Körper und unsere Energie ebenfalls klar. Diese Schüler verstanden, dass seine ganze Lehre sich um die Wiederentdeckung des Wahren Selbst dreht. Wir werden auf diese tiefergehenden Inhalte in späteren Kapiteln genauer eingehen. Oftmals sind wir so abgelenkt vom Gedanken an körperliche Heilung, dass wir den Herz-/Geist-Aspekt vergessen, auf den uns doch die Lebensregeln hinweisen.

Es gibt viele verschiedene Übersetzungen der Lebensregeln. Noch einmal: Die eine ist nicht besser als die andere, es gibt nur verschiedene Betrachtungsweisen. Wir werden die Lebensregeln später in diesem Buch genauer erkunden. Letztendlich sind sie als Hilfe der höchsten Form der Heilung gedacht: unserem Weg zum Wahren Selbst. Meine favorisierte Übersetzungsversion der Lebensregeln folgt im Anschluss. Man sagt, Mikao Usui hätte sie so für seine buddhistischen Schüler formuliert:

Lass in Dir keinen Ärger entstehen, denn Ärger ist eine Illusion;
Sei nicht besorgt, denn Sorgen führen zu nichts;
Bleib Deinem Weg und Deinem Wesen/Wahren Selbst treu;
Sei mitfühlend zu Dir selbst und anderen;
Denn dies ist die Essenz der Buddhaschaft.

Diese Version der Lebensregeln geht bei der Heilung unseres Geistes einen Schritt weiter, weil sie Selbsttäuschung, Abwege und auch Buddhaschaft zur Sprache bringt. Die Annahme, dass Mikao Usui verschiedenen Schülern leicht unterschiedliche Versionen der Lebensregeln mitgegeben hat, ergibt Sinn. Denn so wurden ihr eigener spiritueller Fortschritt und ihr Verständnis unterstützt. Außerdem war zu Mikao Usuis Zeiten der Buddhismus wenig beliebt, weil jederman Staatsshintoist zu sein hatte, vor allem Leute im öffentlichen Dienst, wie beipielsweise der Marine. So ließe sich auch erklären, dass Mikao Usui eher buddhistisch gefärbte Botschaften aus seinem Lehrsystem zurücknahm, als er begann, Menschen wie Dr. Hayashi zu unterrichten. Aber ganz gleich, welche Übersetzung wir verwenden, in Wirklichkeit zielen sie doch alle auf das Gleiche: die Wiederentdeckung unseres Wahren Selbst.

Die Lebensregeln bilden nicht allein die Grundlage des Reiki-Systems, sondern sie sind auch deren Frucht. Wenn wir die Lebensregeln ganz verkörpern können, sozusagen selbst zu ihnen geworden sind, haben wir damit gleichzeitig unser Wahres Selbst wiedergewonnen. Sind wir im Geisteszustand des Wahren Selbst, dann ist da kein Ärger mehr und keine Wut, auch sind wir dann ganz von selbst unserem Weg und Sein treu, und wir sind aufrichtig mitfühlend. Dies ist Kern der Buddhaschaft, Kern von Mikao Usuis Lehre, Kern des Wahren Selbst. Anders ausgedrückt, dies ist der Kern wahrer Heilung.

Kapitel 4

Hara/Tanden

Hara oder Tanden ist ein wichtiges Element, um das Herz des Reiki-Systems erfassen zu können. Aber was ist Hara oder Tanden? Wörtlich bedeutet das Wort Hara Bauch, Tanden bedeutet Elixierfeld oder Meer des Ki (Energie). Aber wie bei den meisten japanischen Kanjis gibt es viele verborgene Bedeutungen. Die von Hara oder Tanden meint unseren Wesenskern. Einige Lehrer verwenden das Wort Hara, andere Tanden, aber wenn wir uns in Worten verfangen und debattieren, ob es so oder so heißen soll, bringt uns das nur weg von unserer wahren Mitte.

> Der Begriff Tanden (umgangssprachlich oft Hara 腹 genannt) ist in Japan in den darstellenden Künsten und im Kampfsport von zentraler Bedeutung. Es wird gelehrt, dass an dieser Stelle körperliche und geistige Energien gesammelt werden sollen; nicht im Kopf, in den Schultern oder an anderen Punkten des Körpers.
> – Charles Muller, Digital Dictionary of Buddhism

Das *Hara* dient als Konzentrationspunkt, der in den meisten Übungen der Reiki-Methode Anwendung findet. Er liegt etwa drei Finger breit unter dem Nabel. Am besten stellt man sich das Hara nicht auf der Bauchdecke vor, sondern näher zur Wirbelsäule hin, dies bewirkt eine bessere Zentrierung in der Körpermitte. Mit der Entwicklung dieses Zentrums beginnen wir, unser Wahres Selbst wiederzuentdecken. Warum konzentrieren wir uns auf diese Körperregion? Wenn wir aufstehen und unseren Unterbauch berühren, merken wir, dass hier das Zentrum des physischen Körpers ist, und wir stellen auch fest, dass hier das Zentrum für unsere körperliche Balance ist. Und was sagen wir meistens, wenn es uns emotional oder physisch schlecht geht? „Ich bin heute nicht in meiner Mitte" oder „Ich bin nicht im Gleichgewicht".

> Um nicht in einen Zustand des Ungleichgewichts zu geraten, müssen wir unseren Geist fest in der Mitte unseres Körpers halten,

> die das Zentrum unseres Wahren Selbst ist.
>
> – Motohisa Yamakage, *The Essence of Shinto: Japan's Spiritual Heart*

Unseren Geist und damit unsere Energie in diesem Zentrum zu sammeln hilft uns, stabil und ausgeglichen zu werden. Wenn wir uns mehr und mehr auf das Hara konzentrieren, verschaffen wir uns damit ein stabiles Fundament, auf dem die weiteren Lehren aufgebaut werden können. Stellen Sie sich einen großen Baum mit einem schwachen Wurzelwerk, aber mit einer mächtigen Krone vor. Was passiert, wenn ein starker Wind aufkommt? Der Baum fällt um. Das Gleiche gilt für einen Berg: Er hat eine breite, solide Basis und nicht etwa eine schmale und spitze. Nichts wächst jemals vom Himmel auf die Erde, alles wächst aus der Erde nach oben in den Himmel. Auch wir sind Teil der Natur. Wir brauchen ein solides Fundament, um von der Erde nach oben zu wachsen und nicht andersherum. Eine auf dem Kopf stehende Pyramide wäre dafür noch ein anderes Bild. Sie wäre sehr instabil, und das wäre eine Metapher für das, was energetisch passieren kann, wenn wir uns ausschließlich auf die Entwicklung unseres Kopfes oder den Bereich des dritten Auges konzentrieren. Wir geraten aus unserer Mitte.

> Wir bringen unsere Achtsamkeit auf *Hara*. Das Hara ist ein Punkt in unserem Körper, der Chi, Energie erzeugt. Er befindet sich ungefähr zwei Zoll (fünf Zentimeter) unterhalb des Nabels.
>
> – Taizan Maezumi, *Appreciate Your Life: The Essence of Zen Practice*

Um dieses Fundament zu stärken, hat Mikao Usui seinen Anfängerschülern Jōshin Kokyū-hō (siehe Kapitel 23) gelehrt. Beim Jōshin Kokyū-hō konzentrieren wir uns auf das Hara, damit wir zentrierter und stabiler werden können. Sind wir zentriert und stabil, beginnen wir, uns an unsere Verbindung zur Erde und zu unserem physischen Körper zu erinnern. Sobald Usuis Schüler solch ein solides Fundament ausgebildet hatten, waren sie reif für die zweite Ausbildungsstufe Okuden, in dem dieses Fundament durch die Arbeit mit dem ersten Symbol und dem Mantra Choku Rei zusätzlich gefestigt wurde. Wir werden zu diesem Mantra noch später in diesem Buch kommen, zunächst genügt es zu erwähnen, dass diese Techniken das Hara anregen und damit unsere Erdung fördern.

Auch Aikido, ein anderes japanisches spirituelles System, betrachtet die Arbeit mit dem Hara als grundlegend:

> Ueshiba Sensei erklärte, das Fundamnt des Aikido liege darin, leer wie der Himmel zu werden. So kann die Freiheit zu harmonischer Bewegung entstehen. Leer werden heißt, illusorisches Denken und falsche Selbstbilder abzulegen. Das höchste Bewusstsein (gokui) im Aikido ist, seine eigenen Bewegungen mit der unsichtbaren Welt des Geistes, Kototama, in Einklang zu bringen. Gelingt dies, wird unser Hara, jenes vitale Zentrum, aus dem neue Lebensenergie entsteht, das gesamte Universum enthalten.
> – William Gleason, *The Spiritual Foundations of Aikido*

Auch Frau Takata wies in ihrem Unterricht auf die Bedeutung dieses Zentrums hin. Sie schrieb: „Um sich zu konzentrieren, muss man sein begriffliches Denken reinigen und meditieren, damit die wahre Energie von innen nach außen fließen kann. Sie wird im Unterbauch etwa 2 Zoll unter dem Nabel lokalisiert." Frau Takata lehrte also, dass unsere wahre Energie aus diesem Zentrum kommt. Auch in der buddhistischen Lehre ist vom Hara die Rede:

> [Hara], unterhalb des Nabels gelegen, ist das wahre Zentrum der Person und der eigentliche Sitz des Geistes, des wahren Geistes.
> – Charles Muller, Digital Dictionary of Buddhism

Wir können die wichtige Bedeutung des Hara ebenfalls in den Lebensregeln finden:

> Lass in Dir keinen Ärger entstehen, denn Ärger ist eine Illusion;
> Sei nicht besorgt, denn Sorgen führen zu nichts;
> Bleib Deinem Weg und Deinem Wesen/Wahren Selbst treu;
> Sei mitfühlend zu Dir selbst und anderen;
> Denn dies ist die Essenz der Buddhaschaft.

Was passiert, wenn wir ärgerlich werden? Was passiert da mit unserer Energie? Die Energie des Ärgers destabilisiert unser Fundament und bewegt sich nach oben und in alle Richtungen. Um die Kontrolle über diese Energie zu gewinnen, müssen wir sicherstellen, dass sie nicht in alle Richtungen hin explodieren kann. Dies gelingt, wenn wir unsere Aufmerksamkeit auf das Hara richten. Auf diese Weise lassen sich destruktive Energien beruhigen. Die aufwärts gerichtete Energie des Ärgers kann Kopfschmerzen verursachen, Bluthochdruck, Stress, einen übermäßigen Redefluss, Rötungen der Haut etc. Allerdings bedeutet dies nicht, dass wir diese Energien irgendwie einkapseln sollen. Wir müssen uns einfach nur auf unser Hara fokussieren, wenn wir ärgerlich sind, denn so werden wir achtsam und lassen uns nicht länger von Ärger beherrschen. Der Ärger mag kommen, aber er wird sich ganz von selbst wieder zerstreuen. Denn wenn wir auf das Hara achten, gibt es niemanden mehr, der dem Ärger Nahrung gibt. Mit anderen Worten, wenn unser Geist sich vom Ärger abwendet, gelangen wir zurück in unser wahres Zentrum, das Wahre Selbst.

Was ist mit unseren Sorgen? Wir machen uns Sorgen, weil wir nicht in der Gegenwart leben. Vielleicht sind wir um etwas besorgt, was in der Vergangenheit liegt, oder wir machen uns Gedanken über die Zukunft. Auf diese Weise verlieren wir unser Zentrum, und unsere Energie zerstreut sich. Wenn wir uns Sorgen machen, müssen wir unser Denken ins Hara lenken. Auf diese Weise hören wir auf, die Sorgen zu nähren, sodass sie sich wie von selbst auflösen können. Unsere sorgenvollen Gedanken auf das Zentrum unseres Seins, unser Hara, zu fokussieren hilft uns, wieder ins Gleichgewicht zu kommen.

Was hat das mit der dritten Lebensregel zu tun? Können wir unserem Weg und unserem Sein, dem Wahren Selbst, treu bleiben, wenn wir besorgt, wütend und ängstlich sind? Nein, natürlich nicht! Wenn wir unserem Weg und Sein treu sind, lassen wir uns nicht von Emotionen überwältigen, und unsere Energie bleibt ausgeglichen.

Energetische Ausgeglichenheit zeigt sich in unserem Leben im Mitgefühl für uns selbst und für andere. Mitgefühl fließt mit Leichtigkeit aus einer zentrierten und ausgeglichenen Person. Mitgefühl ist die Bestimmung unseres Wahren Selbst.

Die letzte Lebensregel spricht von der Essenz der Buddhaschaft. Um Buddhaschaft oder unser Großes Helles Licht verkörpern zu können, müssen wir gut in unserem Körper zentriert sein. Unser Körper ist das

Fahrzeug, mit dessen Hilfe wir unser Großes Helles Licht wiederentdecken können. Mithilfe des Hara können wir unser Wahres Selbst verkörpern. Anders ausgedrückt, um zum Großen Hellen Licht - Dai Kōmyō - zu werden, müssen wir über das Hara, unser wirkliches Zentrum, gehen.
Es gibt einen weiteren Hinweis auf das Hara/Tanden in einer anderen Version der Lebensregeln, die lautet: „Shinshin Kaizen (心身 改善) - Kultiviere Dein Herz/Deinen Geist und Körper." In seinem Buch The Body, Self-Cultivaion and Ki-Energy stellt Yuasa Yasuo fest, dass das Wort Shin (心) auch die gleiche Bedeutung wie Tanden hat: Meer des Ki. Auch vor diesem Hintergrund lässt sich nachvollziehen, warum Mikao Usui die Bedeutung des Tanden zur Kultivierung von Herz/Geist und Körper betont.

Das Kanji von Shin (心) kommt auch im dritten Mantra vor, dem Hon Sha Ze Sho Nen. Eine der möglichen Bedeutungen dieses Mantras ist „Ich bin richtiges Bewusstsein". Usui zeigt uns also, dass wir den Weg über das Hara/Tanden nehmen müssen, um ins richtige Bewusstsein zu gelangen.

Geist und Hara werden oft zusammen in der japanischen Umgangssprache in Phrasen verwendet wie:

Hara wo sueru – seine Meinung bilden
oder
Hara de kangaeru – mit dem Hara denken.

Wenn wir zum Herz des Reiki-Systems gelangen, können wir drei Energiezentren bei uns selbst entdecken:

Ka Tanden (下丹田) - unteres Tanden/Hara (unter dem Nabel)
Chu Tanden (中丹田) - mittleres Tanden (Mitte Brust/Herz)
Sho Tanden (上丹田) - oberes Tanden (Stirn)

Zunächst müssen wir unser Hara - unterhalb des Nabels gelegen - entwickeln, denn es bildet die Grundlage für die anderen zwei Zentren. Das Hara ist deshalb so wichtig, da es ohne ein gut entwickeltes Hara sehr schwierig wird, die beiden anderen Zentren zu entwickeln. Auch Mikao Usui wusste das, und darum lehrte er schon in der Shoden-Ausbildungsstufe Übungen, die auf das Hara fokussieren. Er fand es so wichtig, dass selbst das erste Symbol und Mantra, das er in Okuden Level II lehrte, sich auf Hara konzentrierte, bevor die anderen Symbole vorgestellt wurden. Das obere Tanden ist traditionell mit Sei Heki verbunden, dem zweiten Mantra, das in der zweiten Ausbildungsstufe Okuden gelehrt wird. Das mittlere Tanden ist traditionell mit Hon Sha Ze Sho Nen verbunden, dem dritten Mantra, das auch in der zweiten Ausbildungsstufe Okuden gelehrt wird. Wenn diese beiden Zentren beginnen, sich komplett mit dem Zentrum des unteren Tanden zu vermischen, fangen wir an, uns an unser Wahres Selbst, das Große Helle Licht, Dai Kōmyō, zu erinnern, unsere Seele:

> Der geistige Inhalt des Aikido kann in dem einen Wort Hara zusammengefasst werden, dessen Bedeutungsspektrum von „Bauch" über „Herz/Geist" bis hin zu „Seele" reicht. Hara ist nicht nur das physische Zentrum des Körpers; richtig verstanden ist es auch das Zentrum unserer spirituellen Energie.
>
> William Gleason, *The Spiritual Foundations of Aikido*

Wir können auch die spezifischen Klänge innerhalb der Mantras erkunden, um mehr über diese drei Energiezentren herauszufinden und zu einer tiefergehenden Erfahrung des Hara zu kommen. Es gibt so viele verborgene Bedeutungen in Mikao Usuis Lehren zu entdecken, dass unsere Reiki-Praxis zu einer lebenslangen Reise werden kann. Wir können all dies aber nur dann wirklich verstehen, wenn wir es in unserer Meditationspraxis auch direkt selbst erleben.

Kapitel 5

Geist, Körper, Energie

Eines der wichtigsten Elemente in Mikao Usuis Lehre - wie überhaupt in vielen japanischen spirituellen Schulen - ist das Konzept von Körper, Geist und Energie/Rede. In Japan wird es *sanmitsu* genannt, übersetzt „die drei mystischen Praktiken".

Geist = *i mitsu* = geistige mystische Praxis - Mandala
Körper = *shin mitsu* = körperliche mystische Praxis - Mudra
Energie/Sprache = *ku mitsu* = verbale mystische Praxis - Mantra

Sie werden mystisch genannt, weil sie sehr schwer zu verstehen sind. Sie sind mysteriös wie die dritte Ausbildungsstufe Shinpiden, die mystische Lehre. Nur in direkter Erfahrung erschließen sie sich. Shinpiden ist das Mysterium des Universums, und darin sehen wir *Sanmitsu*, eins kann nicht existieren ohne das andere. Letztendlich geht es darum, dass wir mit Geist, Körper und Energie des Universums eins werden, in anderen Worten erkennen, dass unser eigener Körper, unser eigener Geist und unsere eigene Energie nichts anderes sind als Körper, Geist und Energie des Universums. Diese Vereinigung bedeutet, der Einheit mit dem Großen Hellen Licht, Dai Kōmyō, gewahr zu werden, dessen Wesen mit der buddhistischen Gottheit Dainichi Nyorai verbunden ist. Über diese Verbindung aber mehr an späterer Stelle. Vom traditionellen japanischen spirituellen Standpunkt aus vereinigen wir uns mit Dainichi Nyorai, wenn wir uns mit den drei mystischen Praktiken vereinigen. Wir können also beginnen, im Herz des Reiki-Systems viele interessante Zusammenhänge zu finden, die uns anleiten, unser Wahres Selbst wiederzuentdecken.

> Wenn ein Praktizierender in der Lage ist, seine eigenen Handlungen so weit zu kultivieren, dass sie mit den drei Mysterien im Einklang sind und in der Gemeinschaft mit Nyorai münden, dann hat er Erleuchtung schon in diesem Körper erreicht.
>
> – David Edward Shaner, *The Bodymind Experience in Japanese Buddhism*

Man könnte sagen, dass in unserem Alltagsleben unser Körper, unser Geist und unsere Energie konditioniert wurden. Diese Konditionierung geschieht durch Erziehung, Gesellschaft und andere Einflüsse. Jede Person wird in Abhängigkeit von vielen Faktoren auf andere Weise konditioniert, was wiederum zu unterschiedlichen Prägungen und Wertmaßstäben führt. Aus diesem Grund können wir nicht sagen „Das ist heiß" oder „Das ist kalt" - das hängt ganz von den Umständen der Person ab, die so etwas gerade sagt.

Mitsu bedeutet auch Nähe und Vertrautheit, genau wie das Kanji für Freundlichkeit in den Lebensregeln. Wir werden darauf später in diesem Buch genauer zu sprechen kommen. Beim *sanmitsu* bedeutet Nähe, daran zu arbeiten, mit dem eigenen Geist, dem eigenen Körper und der eigenen Energie vertraut zu werden. Nur so können wir auch vertraut und eins werden mit Geist, Körper und Energie des Universums.

> Weiterhin ist es eine ontologische Gegebenheit, dass von Natur aus alle fühlenden Wesen die gleichen unermesslichen Handlungsmöglichkeiten haben, wie sie den Buddhas zu eigen sind - technisch heißt das *muso no sanmitsu* (無相の三密) -, aber die fühlenden Wesen können das nicht erkennen, bevor sie nicht die vorgeschriebenen Übungen erfolgreich ausgeführt und zur Einheit mit dem Buddha gefunden haben.
>
> – Kukai, Shingon Texts

Wenn wir uns das Reiki-System anschauen, können wir darin die drei Mysterien deutlich erkennen.

Mit unserem Geist visualisieren wir die Reiki-Symbole, und ebenso können wir mit ihm die Lebensregeln erfassen. Unser Körper wird ausgedrückt durch die Handpositionen für uns und andere, ebenso bei der Haltung, in der wir bei unseren Meditationsübungen sitzen, und bei den Bewegungsabläufen für das Reiju, die Initiation oder Einstimmung. Energie ist immer mit Sprache verbunden, sie wird gebraucht bei den Reiki-Mantras und beim Rezitieren der Lebensregeln. Man kann also deutlich erkennen, dass Mikao Usuis Lehre auf der Philosophie von Geist, Körper und Energie aufbaut. Lass uns nun zum Kern von *sanmitsu* und seiner Beziehung zum Reiki-System kommen.

Geist

Unser Geist ist das wichtigste Element in den Lehren, Mikao Usui verweist darauf in den Lebensregeln. Diese handeln nicht vom Körper oder von Energie, sondern allein vom Geist. Geist bestimmt unseren Körper und unsere Energie. Wenn unser Geist nicht klar ist, sind unser Körper und unsere Energie ebenfalls nicht klar. Nachfolgend einige einfache Beispiele, die uns aufzeigen, dass der Geist unseren Körper und unsere Energie bestimmt. Ein toter Mensch hat einen Körper, doch kann er sich nicht bewegen - warum? Weil sein Geist, das Wahre Selbst, nicht mehr im Körper anwesend ist. Wir sehen also, dass ohne Geist der Körper nichts tun kann. Genau so verhält es sich mit Energie und Sprache. Eine tote Person hat zwar einen Mund, aber kann nicht sprechen. Der Geist ist oft so schwer zu erfassen, weil er viel subtiler ist als Körper und Energie. Wir können unseren Körper fühlen, das ist einfach. Wir können uns mit unserer Energie verbinden und sie spüren. Der Geist aber ist sehr subtil. Er hat keinen bestimmten Ort, keine Form, keinen Klang usw. Deswegen hat Mikao Usui auch Körper- und Energieübungen zu seinen fundamentalen Lehren der Lebensregeln hinzugefügt. Er erkannte, dass es für viele seiner Schüler einfacher wäre, die Lebensregeln umzusetzen, wenn er zunächst Meditationspraktiken einführte, die sich mehr auf Körper und Energie konzentrierten.

> Meister der Geheimnisse, wie kann man Weisheit erlangen?
> Seinen eigenen Geist erkennen, wie er wirklich ist.
> – Dainichi-Kyo-Sutra

Weil der Geist das Wichtigste ist, ist es nötig, beim Handauflegen die richtige mentale Einstellung zu haben. Ohne sie würde unsere Energie sich zerstreuen, und wir würden dann schnell ermüden. Unser Geist beeinflusst unseren Körper und unsere Energie. Denk mal darüber nach, wie eine wütende Person geht. Ihre Wut ist in erster Linie in ihrem Geist, aber was für eine Auswirkung hat das auf die Körperhaltung? Und noch ein Beispiel: Wenn Du eine Klientin hast, die unsicher, besorgt und ängstlich ist, wie liegt sie auf der Liege? Ihre Unsicherheit, Sorge und Angst ist in ihrem Geist, aber wenn sie auf dem Tisch liegt, ist ihr Körper verspannt.

Wie ist es mit einer wütenden Person, ist ihre Sprache angenehm oder nicht? Solchen Fragen nachzugehen hilft uns zu verstehen, wie der Geist unseren Körper und unsere Energie beeinflusst. Die höchste Form der Meditation wäre, mit unserem Geist im Großen Hellen Licht unseres Wahren Selbst zu ruhen. Aber das ist sehr schwierig für die meisten Anfänger, also nutzen wir visuelle Hilfsmittel wie Symbole. Letztendlich müssen wir aber auch die Symbole aufgeben, sonst können sie zu Hindernissen werden.

> Fort mit allen Bildern. Die große Meditation der Leere soll unser Begleiter sein.
> – Kukai, Shingon Texts

Körper

Der Körper ist sehr wichtig, weil er das Gefäß des Wahren Selbst ist; wir bedürfen der Verkörperung von Spiritualität. Wenn das Gefäß dafür nicht stabil und nicht in Ordnung ist, können wir nichts hineinfüllen. Darum gehören zu Mikao Usuis Übungen die Fokussierung auf das Hara und gute Erdung. So soll eine solide Grundlage für ein stabiles Gefäß zur Verkörperung unseres Wahren Selbst gebildet werden. Das Wort „Verkörperung" verweist schon auf den Körper. Das bedeutet, dass wir ihn annehmen und vertraut mit ihm werden sollen, denn wenn wir unseren Körper missachten, wird uns diese Verkörperung nicht gelingen.

> Ohne seinem Körper zu entsagen, erlangt man übernatürliche Kraft über die reale Welt, wandert frei in der Tiefe des großen Raums und vollendet das Mysterium des Körpers.
> – Dainichi-kyo (Mahavairocana Sutra)

Von den drei Geheimnissen ist das der Körperlichkeit wohl das zugänglichste. Die Arbeit am Körper bildet für viele den Schwerpunkt ihrer Praxis. Deshalb ist Handauflegen so populär geworden. Handpositionen anzuwenden erfordert viel weniger, als sich beispielsweise in geistiger Schulung anhand der Lebensregeln zu üben. Geist ist im Gegensatz zum

Körper schwer zu fassen, hat weder Form, Gestalt noch Farbe, darum erscheint es so viel einfacher, mit dem Körper zu arbeiten.

Energie oder Sprache

Energie ist auch Sprache. Um sprechen zu können, müssen wir zunächst einen Gedanken haben. Dieser Gedanke löst einen inneren Energiefluss aus, der die entsprechenden Kanäle in Schwingung versetzt, sodass Klang erzeugt wird. Deshalb ist Sprache mit dem Atem verbunden, Sprache kann daher auch betrachtet werden als Einatmen, Ausatmen und die Pause dazwischen. Energie bildet das Bindeglied zwischen Geist und Körper, das vom Groben über das Feine bis hin zum Subtilsten reicht. Dies bedeutet auch, dass man sich mit fortschreitender Reiki-Praxis von eher körperlichen Übungen über Energie-/Sprachübungen bis hin zu geistiger Praxis entwickelt.

> Zu Beginn der Ausbildung trainierst Du das Ch'i mithilfe von Übungstechniken. Danach hingegen wirst Du Dein Ch'i disziplinieren, die Techniken aber hinter Dir lassen.
> – Issai Chonzanshi, *The Demon's Sermon on the Martial Arts*, translated by William Scott Wilson

Das Feld für Energie- oder Sprachübungen in Mikao Usuis Lehre sind Mantras. Sie werden immer und immer wieder wiederholt, während man in Meditationshaltung sitzt. Mantras sind Werkzeuge, um achtsam zu werden. Sie helfen dabei, uns nicht von Vergangenheit, Gegenwart und Zukunft ablenken zu lassen.

> Meditiere damit [mit dem Ton], bis Du eins mit ihm geworden bist. Dann wirst Du Vollkommenheit erreichen.
> – Kukai, Shingon Texts

In esoterischen japanischen Lehren ist der Klang des Buchstabens A zentral. Er wird dem Buddha Dainichi Nyorai zugeordnet, der wiederum mit dem Mantra Dai Kōmyō verbunden ist, was von Mikao Usui gelehrt wurde.

Wenn wir den Kosmos verkörpern, verkörpern wir Dainichi Nyorai, ebenso wie Dainichi Nyorai die Verkörperung des Kosmos ist.

In unserer Praxis

Wenn unser Geist angespannt ist, ist es schwer, Dinge zu visualisieren. Wenn unser Körper angespannt ist, ist es schwierig, Handpositionen auszuführen. Wenn unsere Stimme angespannt ist, können wir Mantras nicht zum Klingen bringen. Ebenso verhält es sich, wenn unser Geist schlaff ist. Wir müssen die Mitte finden zwischen Gelöstheit und Anspannung. Körper, Geist und Sprache sind nicht voneinander zu trennen, sondern miteinander verflochten. Alle drei Mysterien sind wechselseitig abhängig voneinander und müssen im Einklang sein. Letztendlich müssen wir verstehen, dass alles Geist ist (ein Mandala), alles Körper ist (ein Mudra) und alles Energie/Sprache ist (ein Mantra). Wenn wir das allmählich begreifen, nähern wir uns dem Kern des Reiki-Systems, unsere Lampenschirme beginnen wegzufallen und geben den Blick frei auf unser Wahres Selbst.

Die Mantras, wie sie von Mikao Usui gelehrt wurden, haben ebenfalls mit den drei Mysterien zu tun. *Choku Rei* ist mit dem Körperaspekt, *Sei Heki* mit dem Energie-/Sprach-Aspekt, *Hon Sha Ze Sho Nen* mit dem Geist-Aspekt verbunden und *Dai Kōmyō* schließlich mit dem Sinn der drei Mysterien als Ganzes. Zum Beispiel lautet eine direkte Übersetzung von *Hon Sha Ze Sho Nen* „Ich bin richtiges Bewusstsein". Damit wird das Geistelement in den drei Geheimnissen angesprochen. Hast Du Dich jemals gefragt, warum die ersten zwei Reiki-Symbole echte Symbole, die anderen beiden dagegen Kanji (Schriftzeichen) sind? Das ist so, weil die ersten beiden uns als Hilfsmittel zur Erinnerung an die Erd- und Himmelsenergie in uns dienen sollen. Dagegen bezeichnen die anderen beiden jeweils einen Bewusstseinszustand.

Wenn Geist, Körper und Sprache immer subtiler werden, wird unsere Praxis sich ebenso verfeinern. Wir wissen alle, wenn unser Geist angespannt ist, wird diese Anspannung sich auch auf das Auflegen unserer Hände auswirken. Wenn unser Geist entspannter und offener ist, wird dementsprechend auch das Auflegen unserer Hände freier und entspannter sein. Wir könnten sogar ganz auf die körperliche Berührung von Personen verzichten. Wenn Anwender und Klient, Lehrer und Schüler jeweils beide klar im Geist sind, einen klaren Körper und klare Energie haben, genügt es tatsächlich, dass sie sich einfach nur im Geisteszustand gegenseitiger Verbundenheit gegenübersitzen. Stell Dir einen gefrorenen See vor als Bild für den fehlenden Kontakt zu Geist, Körper und Sprache. Wenn wir nun einen Kieselstein auf das Eis werfen, wird es sicher keine Wellen geben. Nun stell Dir vor, dieser See wäre nicht zugefroren und das Wasser hätte eine ruhige Oberfläche - dieses Bild entspräche dann einer harmonischen Verbindung von Körper, Geist und Sprache. Wirf jetzt einen Kieselstein in den See, dann wird es eine deutliche Welle geben. Je mehr wir durch unsere Praxis mit den drei Mysterien vertraut werden, desto ruhiger wird unser Geist und desto größere Wellen können wir auslösen. Was bedeutet das? Es bedeutet, dass allein die Absicht genügen kann, durch Handauflegen zu heilen oder ein Reiju oder eine Initiation/Einstimmung zu geben - und schon geschähe dies, ohne dass wir dafür irgendwelche Praktiken aus der Körper-, Sprach- oder Energiearbeit anwenden müssten.

Wir können auch beobachten, wie unsere Schüler sich mit Geist, Körper und Energie verbinden. Wie ist ihre Körperhaltung, während sie anderen eine Reiki-Behandlung geben? Ist sie schlaff? Wenn ja, bedeutet dies, dass auch ihr Geist und ihre Energie schlaff sind. Ist ihre Körperhaltung stabil? Wenn ja, bedeutet dies, dass auch Geist und Energie stabil sind. Wie sitzt unser Schüler bei seiner Meditationspraxis, wie bewegt er sich bei der Ausführung von *Reiju*/Initiation/Einstimmung? Durch solche Beobachtungen kann ein Lehrer seinem Schüler helfen und besser anleiten, tiefer zum Herz des Reiki-Systems zu gelangen.

Wenn wir daran interessiert sind, unsere Praxis zum Herz des Reiki-Systems zu führen, müssen wir uns bewusst sein, wie sich dies auf unseren Geist, unseren Körper und unsere Energie auswirkt. Manchmal macht unser Geist einen großen Sprung vorwärts, Energie und Körper müssen ihn dann einholen. Manchmal macht unsere Energie einen großen Sprung vorwärts, dann müssen Geist und Körper sie einholen. Manchmal macht aber auch unser Körper einen großen Sprung vorwärts, Geist und Energie müssen ihn dann einholen. Hier einige Beispiele: Du rezitierst ein Mantra und bekommst plötzlich irgendwelche körperlichen Symptome.

Das deutet darauf hin, dass Dein Körper nicht wirklich bereit dafür war und sich nun mit dem Energiefluss synchronisieren will, der durch die Rezitation ausgelöst wurde. Oder Du stellst nach Monaten der Arbeit mit einem Mantra plötzlich fest, dass Du eine kleine Unterbrechung brauchst und Dich lieber auf das Lesen spiritueller Bücher konzentrieren willst. Du könntest eine energetische Erfahrung gemacht haben, und Dein Geist benötigt nun zur Synchronisierung, dass Du nachliest, was mit ihm los ist.

Wir können derlei Erfahrung auch machen, wenn wir anderen die Hände auflegen. Einige Praktizierende mögen bemerken, dass sie Schmerzen in den Armen oder Händen bekommen. Oft werden dafür das negative Innenleben oder die Krankheit des Klienten verantwortlich gemacht, aber in Wirklichkeit kommt das aus uns selbst. Der Schmerz ist in uns, nicht im Klienten. Was geht also vor? Es sind unsere Meridiane, die sich während der Heilsitzung ausdehnen. Sie sind an einen plötzlichen starken Durchfluss von Energie nicht gewöhnt, und sie erweitern sich nun. Dies wiederum löst körperliche/physische Empfindungen wie Schmerzen im Arm oder der Hand aus. Diese Erfahrung lehrt, dass Dein Körper noch nicht weit genug ist. Wenn so etwas passiert, sollte wir unseren Körper an mehr Praxis gewöhnen, sodass er der Energiemenge gewachsen ist.

Geist, Körper und Energie verweisen auf unterschiedliche Praktiken. Schauen wir uns beispielsweise eine der Lebensregeln an: „Ärgere Dich nicht!" Körperliche Praxis wäre, unsere Wut aufzugeben. Wir versuchen, nicht mehr ärgerlich zu sein, und wir sehen Ärger als etwas Schlechtes an. Energetische Praxis wäre es, unseren Ärger zu transformieren, beispielsweise in den Wunsch, eine Meditationsübung zu beginnen. Wir können dies tun, weil wir erkennen, dass die zugrunde liegende Energie von Sich-Ärgern oder Sich-nicht-Ärgern die gleiche ist, und deshalb können wir diese Energie in etwas anderes transformieren. Ohne dieses zugrunde liegende Prinzip nicht wirklich zu verstehen, wird die Umsetzung schwer. Die geistige Praxis ist die schwierigste von allen, weil sie auf Non-Dualität beruht, unserem Wahren Selbst, dem Herzen des Reiki-Systems. Unser reiner Geist ist wie ein Spiegel. Er spiegelt alles, aber ohne etwas als gut oder schlecht zu reflektieren, deswegen werden wir auch nicht ärgerlich. Diese Art geistiger Praxis schneidet die Wurzeln der Wut ab, das ist der Kern von Mikao Usuis Lehre. Dies ist jedoch nicht so einfach, wie es klingt, und deshalb gibt es innerhalb des Reiki-Systems verschiedene Übungen für Geist, Körper und Energie. Je nach spirituellem Stand wird ein Schüler eher geistige, körperliche oder energetische Übungen nutzen. Wir können dies beim Vollzug eines Reiju, einer Initiation oder Einstimmung deutlich erkennen. Wenn Lehrer und Schüler sich auf der gleichen geistigen Ebene befinden, dann sind Körperbewegungen, Visualisierungen oder energetische Praktiken wie schon erwähnt gar nicht mehr nötig, es zählt allein die Verbindung von Geist zu Geist.

Kapitel 6

Meditieren, um unser Wahres Selbst wiederzuentdecken

Um zum bestmöglichen Reiki-Anwender und/oder Reiki-Lehrer zu werden, der wir sein können, müssen wir uns ganz unserer täglichen Praxis widmen. Wie könnte eine solche Praxis aussehen? Nach Hiroshi Doi gehören die Meditationen Jōshin Kokyū-hō und Hatsurei-hō zu den wichtigsten Bestandteilen in Mikao Usuis Lehre.

> Wir Menschen sind Träger des Großen Reiki, welches das unendliche Weltall erfüllt. Je mehr sich die Schwingung unseres Wesens erhöht, desto stärker wird das Reiki in unserem Inneren sein.
>
> – Notiz eines Schülers von Mikao Usui aus Hiroshi Dois Schulungsunterlage

Dieses Zitat hilft zu erklären, warum Mikao Usui Meditationsmethoden wie Jōshin Kokyū-hō und Hatsurei-hō in das Reiki-System einfügte. Je mehr wir uns darin üben, desto stärker wird unsere Reiki-Energie werden. Wörtlich übersetzt bedeutet Hatsurei-hō „Methode zur Erzeugung einer großen Menge spiritueller Energie". Mikao Usui legte also offensichtlich Wert darauf, dass wir durch regelmäßige Beschäftigung mit diesen Meditationen unsere spirituelle Energie stärken sollen. Diese Energie können wir wiederum dazu verwenden, uns und anderen bei der Wiederentdeckung des Wahren Selbst zu helfen. Es führt jedoch zu nichts, diese Meditationen nur mal auszuprobieren, sie erfordern tägliche Praxis. Mit dem Hinweis, diese Meditationen regelmäßig zu üben, lenkt Mikao Usui uns noch einmal zurück zu den Lebensregeln. Als Ergebnis unserer hingebungsvollen Meditationspraxis lassen wir nach und nach von Ärger und Sorgen ab und entwickeln größeres Mitgefühl für uns und andere.

Uns dieser Meditationspraxis zu widmen bedeutet auch, dass wir regelmäßig immer die gleiche Übung wiederholen, nur durch Wiederholung geht sie uns in Fleisch und Blut über. Wir müssen sie immer und immer wiederholen. Eigentlich ist das mit allem so, was wir anfangen. Wenn wir nur ein einziges Mal auf einer Gitarre spielen, kommt dabei nichts heraus, aber wenn wir täglich üben, machen wir Fortschritte, und eines Tages sind wir dann womöglich selbst zum Instrument geworden. Wiederholung hilft uns außerdem, aus unseren Fehlern zu lernen. Bemerken wir einen Fehler, können wir unsere Praxis bedächtig und behutsam korrigieren, bis sie fehlerfrei wird. Wir alle kennen den Satz „Übung macht den Meister", aber so ganz stimmt das nicht! Denn wenn wir auf verkehrte Weise üben, führt das keineswegs zur Meisterschaft. Besser müsste es heißen: „Korrekte Übung macht den Meister." Als Nebenwirkung stetiger Wiederholung vervollkommnet sich unsere Praxis.

> Heutzutage wiederholen Menschen nicht gern Dinge. Schnell geben sie vor, etwas erreicht zu haben. Oberflächlich mag das so scheinen, aber dann vergessen sie es genauso schnell auch wieder.
>
> – Taisen Deshimaru, *Mushotoku Mind: The Heart of the Heart Sutra*

Je öfter wir Übungen wiederholen, desto weiter kommen wir. Je weiter wir kommen, desto gewachsener wird unsere Praxis. Wenn wir Gitarre spielen und wir spielen immer noch so, wie wir vor 10 Jahren angefangen haben, heißt das, dass wir uns nicht weiterentwickelt haben. Genau so ist es mit allem anderem, was wir in der Welt tun. Unterricht muss zu Entwicklung führen. Dich der Praxis zu widmen hilft Dir, natürlicher und wachsender zu Deinem eigenen Wahren Selbst zu kommen. Das können wir auch in den Lebensregeln entdecken: „Tue, wozu Du bestimmt bist" oder „Bleib Deinem Weg und Deinem Wesen/Wahrem Selbst treu".

Unserem Weg und unserem Wahren Selbst treu zu sein bedeutet zu wachsen. Wir können unseren Lehrer imitieren, aber wenn wir nicht zu uns selbst stehen, sind wir nichts als Trittbrettfahrer. Wir sind dann seinem Weg treu, nicht dem eigenen. Unsere Praxis muss unsere eigene werden: ein Ausdruck unseres Wahren Selbst, flüssig und wachsend.

> Wenn Du ganz Du selbst wirst, wenn Du die Dinge siehst, wie sie sind, und wenn Du im wahrsten Sinn mit Deiner Umgebung in Einklang bist, dann ist dort das Wahre Selbst.
>
> – Aus einer Lehrstunde von Shunryu Suzuki

Teil II

Die Lebensregeln

Kapitel 7

Übersetzung der von Usui niedergeschriebenen Lebensregeln

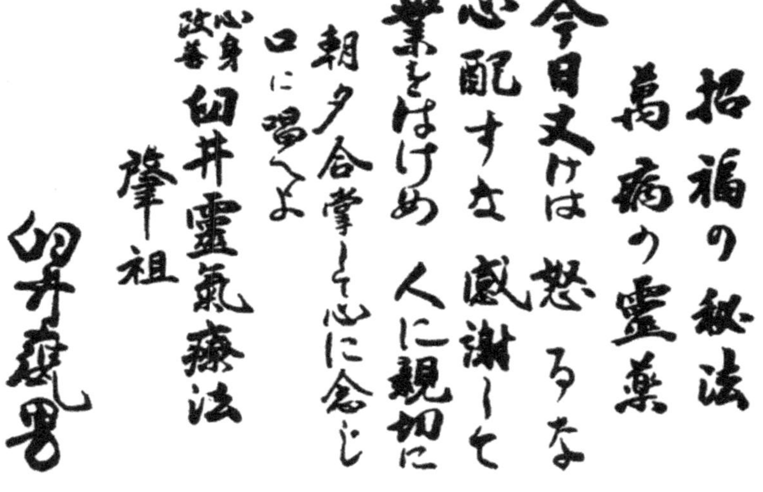

Es heißt, die Lebensregeln wären so von Mikao Usui niedergeschrieben worden. Allerdings lässt sich das nicht hundertprozentig beweisen. Ich persönlich glaube aber auch, da Mikao Usui seine Schüler entsprechend Ihrem jeweiligen spirituellen Stand unterrichtete, dass er ihnen auch Lebensregeln gab, die ihrem unterschiedlichen Verständnis entsprachen.

招	福	の	祕	法
shou	*fuku*	*no*	*hi*	*hō*
einladen	Segnung	von	geheim	Methode
萬	病	の	靈	藥
man	*byoo*	*no*	*rei*	*yaku*
10.000	Krankheiten	von	spirituell	Medizin
今日	丈けは	怒る な		
kyo	*dakewa*	*ikaru na*		
heute	nur	Ärger nicht		

心配	すな	感謝	して
shinpai	*suna*	*kansha*	*shite*
Sorgen	nicht	Dankbarkeit	tun

業 を はけめ	人	に	親切	に
gyō o hageme	*hito*	*ni*	*shinsetsu*	*ni*
Praktizieren gewissenhaft	Menschen	um	Freundlichkeit	sein

朝夕	合掌	して
asayuu	*Gasshō*	*shite*
Morgen und Abend	Gasshō	ausführen

心	に	念じ
kokoro	*ni*	*nenji*
Herz/Geist	um	still beten

(tief im Herz/Geist bekräftigen)

口	に	唱へ よ
kuchi	*ni*	*tonae yo*
Mund	nach	rezitieren

心身	改善
shinshin	*kaizen*
Herz/Geist und Körper	verbessern

臼井靈氣療法
Usui Reiki Ryōhō
Usui Reiki Heilmethode

肇祖	臼井甕男
Choso	*Usui Mikao*
Gründer	Mikao Usui

Kapitel 8

Die Ergründung einiger Kanjis

Segnung: *Fuku*

Fuku (福) wird oft mit Segnung übersetzt. Viele verstehen es als etwas, das von außen kommt, etwas, das uns jemand gibt, wie *Reiju*/Initiation/ Einstimmung. In Wirklichkeit ist es eine Segnung, bei der wir uns mit unserem Inneren verbinden. Der Segen setzt dann ein, wenn wir beginnen, die Lebensregeln zu leben, wenn wir von Ärger und Sorgen lassen, wenn unsere Dankbarkeit wächst und das Mitgefühl für uns und andere. Dieser Segen ist der innere spirituelle Regen, der einsetzt, wenn wir unser Wahres Selbst tiefer erfahren.

Aus buddhistischer Sicht bedeutet Fuku auch Früchte, die das Praktizieren des Dharma hervorbringt. Was sind das für Früchte? Es gibt viele davon, aber auf ein Einziges reduziert geht es um die Wiederentdeckung unseres Wahren Selbst. Im Buddhismus werden diese Früchte auch als Verdienste bezeichnet, deswegen ist die Grundbedeutung von Fuku Verdienst. Dieses Verdienst wird oft mit den sechs Paramitas (Tugenden, die zum Erwachen führen) in Verbindung gebracht, die wir in späteren Kapiteln noch beleuchten. Wollte Mikao Usui vielleicht andeuten, dass wir durch die Verwirklichung der Lebensregeln auch beginnen, die sechs Paramitas zu verwirklichen?

Geheime Methode: *Hihō*

In der ersten Zeile der Lebensregeln finden wir das Kanji 秘 法 *hi hou* oder *hihō*, übersetzt bedeutet es geheime Methode oder geheime Rituale. Die detailliertere Übersetzung der Einzelteile des Kanji ergibt für 秘 *hi* die Bedeutung geheim, verborgen, esoterisch, spirituell, tiefer und für 法 *hō* Dharma, Wirklichkeit, wahres Prinzip, ursprüngliche Natur, ursprüngliches Wesen. Das folgende Zitat eines meiner japanischen Lehrer bringt mehr Licht in die innere Ura-Bedeutung von *hihō*:

> Der Ausdruck *hihō* wurde oft von Buddhisten verwendet, um „die allerwichtigsten Lehren" zu bezeichnen. Um 1900 endet die Meiji-Periode, während der buddhistische Anschauungen in Japan offiziell unerwünscht waren. Ich denke, dass Usui Sensei seine Schüler dazu anhalten wollte, die sechs Paramitas zu befolgen, weil er dies in jener Zeit für das Allerwichtigste hielt. Die Paramitas sind der Schlüssel dazu, „Bodaishin (Erleuchtungsgeist)" zu entwickeln, der Weg zur Vereinigung mit der universellen Energie. Seien Sie sich immer der schwierigen Zeit (Meiji, Taisho) bewusst, in der Usui schrieb und lehrte. Es ist sehr bedeutsam, hier wie ein Anthropologe zu denken.
> – Reverend Kuban Jakkoin, Shugendo Priester

Die Verwendung des Kanji *hihō* lässt also erkennen, welch großen Wert Mikao Usui darauf legte, die Lebensregeln als die zentrale Botschaft seines Systems herauszustellen. Meiner Meinung nach zeigt uns dies, dass die gesamte Reiki-Methode darauf basiert, die Lebensregeln zu verinnerlichen und in seinem Leben auszudrücken. Es geht nicht nur um Handauflegen für andere, das eigentliche Ziel des Reiki-Systems ist die Wiederentdeckung unseres Wahren Selbst oder Erleuchtung. Mitgefühl für andere erwächst aus den Lebensregeln, denn erst, wenn wir anfangen, unser eigenes inneres Wahres Selbst zu entdecken, können wir damit beginnen, auch anderen zu helfen.

Hihō verweist zudem auf spezielle Praktiken innerhalb des Reiki-Systems, die das Erwachen zum Wahren Selbst fördern. In *Dictionary of Japanese Buddhist Terms* (Wörterbuch japanischer buddhistischer Begriffe) von Hisao Inagaki wird *hihō* beschrieben als „esoterischer Übungsweg, gleich wie Shubo". Shubo, so wird dann wiederum in diesem Buch ausgeführt, „bezeichnet ein esoterisches Ritual, welches beinhaltet, einer Gottheit eine Gabe darzubringen, Mantras zu rezitieren, Handgesten auszuführen und über die Gottheit zu meditieren".

Möglicherweise bezieht sich *hihō* auch auf geheime Rituale des esoterischen Buddhismus, die auf Sanmitsu basieren. Sanmitsu bedeutet, wie schon zuvor erwähnt, „die drei Mysterien von Geist, Körper und Sprache", dient der persönlichen spirituellen Entwicklung, und diese drei Elemente lassen sich in Mikao Usuis Lehre finden. Zur Geistesschulung gehört das Visualisieren der Symbole, spezielle Visualisierungen während der

Atemübungen und die Besinnung auf die Lebensregeln. Zu körperlichen Praktiken zählen die Handpositionen für sich selbst und für andere, die Sitzhaltung während der Meditation und das Ritual bei *Reiju*/Initiation/Einstimmung. Zu den sprachlichen Übungen gehört natürlich das Rezitieren der Mantras und der Lebensregeln.

Vielleicht hat Mikao Usui 秘 法 *hihō* auch als Respektbezeugung und als Hinweis auf seine persönliche Schulung im japanischen esoterischen Buddhismus verwendet. Möglicherweise schuf er sogar das ganze Reiki-System auf Grundlage seiner eigenen Schulung, um anderen den Zugang zu diesen Lehren leichter zu machen. *Hihō* verweist zudem noch auf Shugendo-Praktiken, wie sie beispielsweise in den Berichten von Mikao Usuis Meditationserfahrungen in den Bergen erwähnt werden.

> Alle diese Retreats in den Bergen fanden in einer festgelegten Zeitspanne statt, während der verschiedene asketische Übungen abgehalten wurden, die ihren Höhepunkt in der Weitergabe geheimer Überlieferungen (*hihō* 秘 法) fanden oder Durchführung einer Initiation.
>
> – Miyake Hitoshi, *Religious Rituals in Shugendo*

Wir können auch in der Fudō-Verehrung, wie sie im Shugendo üblich ist, eine Verbindung zum Reiki-System finden. In der Shinpiden-Ausbildungsstufe lernen wir Dai Kōmyō, das mit der buddhistischen Gottheit Dainichi Nyorai in Verbindung steht, dem kosmischen Buddha. Dainichi Nyorai wird oft als Fudō-Myō-ō dargestellt, wenn er auf der Erde erscheint, um Menschen dabei zu helfen, ihr Wahres Selbst oder Erleuchtung zu finden. Wenn Dainichi Nyorai auf der Erde wandelt, tut er dies in Gestalt von Fudō-Myō-ō. Wir werden diese Arten der Lehre in einem späteren Kapitel betrachten.

> Neben Feuerzeremonien enthalten Shugendo-Rituale eine große Anzahl von Zeremonien (修法 Shuho), die darauf zielen, Gebetsanliegen Wirklichkeit werden zu lassen. Dabei werden auch Mudras (印 in) und Mantras (真言 Shingon; dharani) eingesetzt. Diese Zeremonien wenden sich an bestimmte Gottheiten, Buddhas wie Yakushi (薬師) und Amida (阿弥陀), Bodhisattvas wie Monju (文殊) und Kokuzo

> (虚空蔵), verschiedene Erscheinungsformen von Kannon (観音), verschiedene Myō-ō (Licht- oder Weisheitskönige) wie Fudō, indische Gottheiten wie Benzai-ten (弁財天), japanische Kami (Geister) wie Kojin, Inari und Daikoku. Eine Untersuchung der in Shugendo-Schulungsunterlagen aufgeführten Zeremonien zeigt, dass bei diesen Zeremonien am häufigsten die Myō-ō oder indischen Gottheiten mit ihrem Gefolge, am häufigsten aber Fudō-Myō-ō angesprochen werden.
>
> – Miyake Hitoshi, *Religious Rituals in Shugendo*

Schlussfolgernd können wir sehen, dass die Erwähnung von hihō in der ersten Zeile der Lebensregeln zeigt, dass Mikao Usui selbst in seinen einfachsten Lehraussagen auf viele verstecke Ura-Bedeutungen verwies.

10.000 Dinge: *Man*

Das Kanji 萬 *man* wird übersetzt mit „zehntausend, unzählige Dinge, alles". Mit 10.000 Krankheiten sind alle Krankheiten von Körper, Herz und Geist gemeint. Der Ausdruck „zehntausend Dinge" wird im Buddhismus und Taoismus häufig verwendet.

> Das Namenlose ist der Anfang von Himmel und Erde.
> Das Benannte ist die Mutter der zehntausend Dinge.
>
> – Lao Zi

> Das Tao bringt das Eine hervor,
> Das Eine bringt die Zwei hervor,
> Die Zwei bringen die Drei hervor.
> Die Drei bringen die zehntausend Dinge hervor.
>
> – Lao Zi

Dieses Zitat zeigt uns, dass zehntausend Dinge folgen können, wenn wir uns nicht an unser Wahres Selbst, das Tao erinnern. Wenn wir anfangen, „Dinge in begriffliche Konzepte zu pressen" oder „abzustempeln", entfernen wir uns vom Tao, unserem Wahren Selbst. Mikao Usui verwendete meiner Meinung nach dieses Kanji in den Lebensregeln, um uns zu warnen, unser Wahres Selbst zu verfehlen, wenn wir uns in Benennungen und Kategorisierungen verlieren, nicht mehr im Zustand der Einheit sind, was sicher die größte Krankheit von allem ist. Daher ist das spirituelle Heilmittel, die Segnungen aus der Verkörperung der Lebensregeln auf uns regnen zu lassen, auf das „Abstempeln" zu verzichten und in einem Zustand zu leben, Gegebenes zu nehmen, „wie es ist".

Krankheit: *Byoo*

Das Kanji 病 *byoo* wird übersetzt mit Krankheit, Leiden, Kummer und Erschöpfung.

> Im ostasiatischen Gebrauch und insbesondere im Chan bezeichnet byoo (病) häufig eine in die Irre gegangene Praxis, die fälschlicherweise an bestimmten naheliegenden Aspekten der Lehre anhaftet.
> – Charles Muller, Digital Dictionary of Buddhism

Charles Muller macht da eine interessante Aussage über *byoo* (病). Krankheit sei, so sagt er, die Lehren Buddhas nicht zu verstehen, oder anders ausgedrückt, nicht die Lehre unserer letztendlichen nondualen Realität zu begreifen. Demnach wäre unsere Erkrankung nicht physischer Natur, sondern vielmehr ein ungeordneter Geist. Dies ist auch der Grund, warum Mikao Usui in den Lebensregeln nirgendwo von körperlichen Problemen gesprochen hat, alle Lebensregeln handeln von geistiger Haltung! Hierdurch können wir sehen, dass Mikao Usuis versteckte Ura-Lehren über Heilung darauf hinweisen, dass wirkliche Heilung in unserem Geist stattfindet.

Ärger: *Ikaru*

Das Kanji 怒 *ikaru* bedeutet übersetzt Ärger, Wut, beleidigt sein. *Ikaru* (怒) besteht aus einem oberen und einem unteren Teil. Die Bedeutung des oberen Kanji 奴 (ausgesprochen Yatsu) lautet „von geringer Geltung" und bezog sich ursprünglich auf Sklaven und Diener. Das untere Kanji 心

(ausgesprochen Kokoro) bedeutet „Herz/Geist". So können wir folgern, Ärger entsteht dann, wenn der Herz/Geist nicht genügend entwickelt ist. Die Lebensregeln verweisen – wie wir bemerken können - immer wieder auf den Herz/Geist, weil sie das Herz des Reiki-Systems bilden.

> Wir brauchen Weisheit. Weisheit ist eine Aufgabe des menschlichen Herzens und Geistes. Es ist unsere angeborene Fähigkeit, hinter die dualistische Welt von Gier und Zorn sehen zu können, dorthin, wo es möglich ist zu lernen, in Frieden und Harmonie mit allen Wesen zu leben. Nicht um vor der dualistischen Welt zu flüchten, sondern um besser für sie da sein zu können. Dazu müssen wir zunächst unseren Geist zur Ruhe kommen lassen.
> – Dainin Katagiri, *You Have to Say Something: Manifesting Zen Insight*

Sorge: *Shinpai*

Das Kanji 心配 *shinpai* bedeutet Sorge. Es ist aus zwei Kanjis zusammengesetzt: 心 *kokoro/shin* bedeutet Herz/Geist, und 配 *pai/hai* bedeutet aufbauen oder verbreiten. Man könnte also sagen, wenn wir uns Sorgen machen, ist unsere Herz/Geist-Energie nicht richtig verbreitet. Anders ausgedrückt: Wenn wir besorgt sind und ohne Frieden im Herz/Geist, zerstreut sich unser Herz/Geist in alle Himmelsrichtungen. Es bedeutet ebenso, dass sich nicht zu sorgen eine Frage der Ausgeglichenheit unseres Herzens/Geistes ist sowie fokussiert und achtsam zu sein.

> Was auch immer Du fühlst, mach Dir darüber keine Sorgen.
> – Dainin Katagiri, *Each Moment Is the Universe: Zen and the Way of Being Time*

Dankbarkeit: *Kansha*

Das Kanji 感謝 *kansha* bedeutet dankbar sein oder wertschätzen. Es besteht aus zwei Teilen, Kan 感 bedeutet Eindruck, Einfluss, Empfindung, Gefühl oder Stimmung, und 謝 *sha* bedeutet danken, entschuldigen, zurückweisen, beseitigen, zerstreuen. So können wir sagen, dass wahre

Wertschätzung es ablehnt, emotional zu sein. Im Buddhismus nennt man das die Dinge sehen, wie sie sind. Wenn wir das Leben sehen, wie es ist, denken wir nicht in Schubladen und beurteilen nicht. Dankbar sein heißt, die Dinge zu akzeptieren, wie sie sind. Wir sollten dem Drang widerstehen, alle Dinge in gut oder schlecht, heiß oder kalt, positiv oder negativ einzuteilen, denn wenn wir das tun, betrachten wir die Lebensregeln nicht tief genug. Manchmal verstricken wir uns beispielweise in Gefühle und Stimmungen, die sich während einer Heilsitzung und/oder unseren Meditationsübungen einstellen. Wenn wir in unserer Praxis wirklich dankbar sein wollen, sollten wir aber alle Empfindungen und Gefühle vorbeiziehen lassen und einfach nur sein. Echte Dankbarkeit kommt nur dann zustande, wenn es kein Anhaften an unsere Gefühle und Stimmungen gibt.

Das Kanji 謝 *sha* kann unterteilt werden in die linke Seite 言 (sprechen/Wörter) und die mittlere und rechte Seite 射 (schießen; hier im Sinne eines Pfeils mit der Intention mehr jemand anzupieksen, weniger, mit einer Schusswaffe auf jemanden zu schießen). Das heißt, unsere Worte sollen von Weisheit und Mitgefühl durchdrungen sein. Sie sollten nicht von Verurteilung und Schubladendenken, sondern vielmehr von Ehrlichkeit und Bescheidenheit durchdrungen sein und Ärger und Sorgen gehen lassen. So etwas kann nur aus unserem Wahren Selbst heraus geschehen, denn nur dort finden wir in uns innewohnende Weisheit und innewohnendes Mitgefühl. Das Bild vom Abschießen eines Pfeils sagt aber noch mehr. Sobald ein Pfeil abgeschossen ist, weicht alle Spannung aus Körper und Bogen. Wenn wir also dankbar sind für das, was wir haben und wer wir sind, wenn wir die Dinge nehmen, wie sie sind, dann lassen wir damit auch alle aufgestauten Emotionen los und entspannen uns. Auf diese Weise ärgern und sorgen wir uns weniger.

Das Kanji 謝 *sha* bedeutet auch sich entschuldigen. Wenn wir uns entschuldigen, entsteht in der anderen Person ein erleichterndes Gefühl von Dankbarkeit. In Japan sagen die Leute oft *sumimasen*, „Es tut mir leid", statt mit einem „Danke" ihre Dankbarkeit zu bekunden.

> Wir drücken unsere Dankbarkeit für uns selbst wie auch für alles andere aus, nicht als zwei getrennte Dinge, sondern als ein und dasselbe Leben.
>
> – Taizan Maezumi, *Appreciate Your Life: The Essence of Zen Practice*

Praxis: *Gyō*

Das Kanji 業 *gyō* bedeutet Aktion, Karma, Geschäft, Beruf, Kunst, Bestrebung, Bemühung, Leistung, Ausbildung, Arbeit, Praxis, Fähigkeit. Gyō spielt in vielen japanischen spirituellen Praktiken ein gewichtige Rolle.

> „Wer bin ich?" „Was ist ein Mensch?" „Was ist Leben?" Das sind Fragen, an die wir nicht denken, wenn wir ein Leben in Zufriedenheit und Glück führen. Ich bin überzeugt, dass wenn wir diese Fragen beantworten wollen, es des Aufraffens zum Handeln bedarf und der Annahme der Herausforderung, uns auf *gyō* (spirituelle Disziplin) einzulassen.
>
> – Ryojun Shionuma, *The Life-long piritual Journey of an Apprentice Japanese Bonze: Awakening to a New Worldview by Fulfilling the One-thousand Days Trekking ractice on Mt. Omine*

業 *gyō* wurde oft mit Arbeit übersetzt, aber für mich passt das nicht zu den anderen Lebensregeln. Arbeit wird oft als etwas verstanden, was wir von 9 - 17 Uhr tun, und die Verwendung dieses Wortes legt nahe, dass es dann für den Rest des Tages unwichtig ist, ob man ärgerlich und besorgt ist oder nicht. Für viele Menschen bedeutet Arbeit, viele Dinge auszuklammern, wie etwa sich mit Freunden zu treffen oder ins Kino zu gehen. Verwenden wir das Wort Arbeit, packen wir damit die Lebensregeln in eine Kiste, anstatt sie in unseren Alltag zu integrieren. Die Lebensregeln sollten wir aber jederzeit beherzigen, gerade dann, wenn es um das Loslassen von Ärger und Sorgen geht.

> Für Berg-Asketen bedeutet gyō, in Übereinstimmung mit dem Geist dieser Regel zu leben.
>
> – Ryojun Shionuma, *The Life-long piritual Journey of an Apprentice Japanese Bonze: Awakening to a New Worldview by Fulfilling the One-thousand Days Trekking Practice on Mt. Omine*

Das Kanji *gyō* (業) kann auch mit einer Form von Kunst übersetzt werden. Aus traditioneller japanischer Perspektive wird eine Kunst, wie die eines

Schwertmachers, eines Zen-Meisters oder eines Sushi-Kochs, erst nach hartem und langem Training gemeistert. Mikao Usui verwendet dieses Kanji, um uns zu zeigen, dass wir Übung und Ausdauer brauchen, wenn wir seine Lehre verwirklichen wollen. Es ist eine lebenslange Reise. *Reiju*/ Initiation/Einstimmung allein ist nicht genug, wir müssen uns auch hinsetzen und uns den Meditationsübungen widmen, wenn wir die Lebensregeln ganz verinnerlichen wollen.

> Ich kann das Gleiche über mein Verständnis vom Leben sagen. Nach meiner Ansicht, geht es im Leben nicht um „mich" und darum, etwas zu tun. Für mich sind Leben und gyō grundsätzlich eine Erfahrung der Danksagung. Aus meiner Wahrnehmung ist Leben einfach ein Geschenk, für das ich dankbar bin. Ich hatte nie das Gefühl, dass *gyō* oder Leben eine selbstsüchtige Suche wäre, um irgendwelche verborgenen Tugenden in mir zu entdecken und sie dann wie ausgestellte Trophäen zur Schau zu stellen.
>
> – Ryojun Shionuma, *The Life-long Spiritual Journey of an Apprentice Japanese Bonze: Awakening to a New Worldview by Fulfilling the One-thousand Days Trekking Practice on Mt. Ōmine*

Freundlichkeit: *Shinsetsu*

Das Kanji 親切 *shinsetsu* wird übersetzt als Güte/Freundlichkeit. *Shinsetsu* setzt sich aus zwei Kanjis zusammen: 親 *shin* bedeutet Nähe, Freund, Familie, Selbst, in Person, Zuneigung, Eltern, persönlich erfahren. 親 *setsu* bedeutet schneiden, tief, grundlegend, Nähe. Diese Freundlichkeit gilt sowohl anderen als auch einem selbst. Interessant ist, dass beide Kanjis jeweils auch Nähe bedeuten, Nähe kommt also zweimal vor. Angenommen, ein Messer kommt in Kontakt mit einem bestimmten Objekt, das zerschnitten werden soll. In diesem Moment sind sich Messer und Objekt ganz nahe, ohne Trennung. Wer berührt da wen? Echte Güte und Freundlichkeit bedeutet also, uns selbst und anderen vertrauensvoll nahe zu sein.

> Eins zu sein entsteht aus Vertrauen.
>
> – Taizan Maezumi, *Appreciate Your Life: The Essence of Zen*

Solch eine Freundlichkeit kann nur echt sein, wenn dabei kein „Ich" mit im Spiel ist, was bedeutet, dass die Essenz von Freundlichkeit Mitgefühl ist. Wenn wir freundlich aus unserem „Ich" (Ego) handeln, hängen wir noch an vielen Fäden: Wir tun etwas, weil wir etwas zurückhaben möchten. Mikao Usuis Lehren drehen sich um die Wiederentdeckung des Wahren Selbst, wir müssen uns von den Fäden befreien, wir müssen sie zerschneiden, deswegen das zweite Kanji.

Im Wesentlichen kann diese Lebensregel übersetzt werden mit: Sei freundlich zu Dir selbst und zu anderen. Aus spiritueller Sicht in Verbindung mit Mikao Usuis Lehre ließe sich auch sagen: Sei voller Mitgefühl für Dich selbst und andere. Wenn wir nur an andere denken, sind wir im Irrtum, und wenn wir nur an uns selbst denken, ebenso. Unser Wahres Selbst ist aber nicht getrennt von allem anderen, und alles andere enthält unser Wahres Selbst, das ist das Herz des Reiki-Systems. Vertrauen bedeutet, in Einheit mit allem zu sein.

> Für Dogen Zenji bedeutet Gutes tun, das Wahre Selbst zu verwirklichen.
>
> – Taizan Maezumi, *Appreciate Your Life: The Essence of Zen Practice*

Das Kanji 親 *shin* bedeutet auch Eltern, und so können wir uns fragen, was tun Eltern? Dazu gibt die Zusammensetzung dieses Kanji Auskunft: 立 (*tatsu* – stehen) über dem Kanji 木 (*ki* – Baum) vor dem Kanji 見 (*miru* – sehen, beobachten, Ausschau halten) nach ihrem Kind. Das können wir natürlich nur aus familiärer Verbundenheit tun.

> Auf andere Wesen achtzugeben bedeutet, auf Dein Leben in seiner Gesamtheit achtzugeben.
>
> – Dainin Katagiri, *You Have to Say Something: Manifesting Zen Insight*

Non-Dualität: *Gasshō*

合掌 *Gasshō* bedeutet wörtlich die Handflächen aneinander legen, aber der tiefere Sinn ist Nondualität, die Vereinigung der beiden Gegensätze. Mikao Usui wies auf Nondualität bereits in den Lebensregeln hin. Daher sollten wir morgens und abends in die Gasshō-Haltung gehen, um uns unserer nondualen Natur zu erinnern.

Herz/Geist: *Kokoro Ni Nenji*

心に念じ *kokoro ni nenji* heißt wörtlich übersetzt, „mit dem Herz/Geist still beten". Im Kern bedeutet das, sich mit Herz und Geist tiefgreifend auf die Lebensregeln einzulassen. Damit ist gemeint, selbst zu den Lebensregeln zu werden, sie in Deinem Herzen zum Ausdruck zu bringen. Wieder verweist Mikao auf Dein Herz, Deinen Geist, in den Lebensregeln, in den Symbolen und Mantras, der Meditationspraxis, in *Reiju*/Initiation/Einstimmung und sogar in der Heilkunst des Handauflegens. Wenn wir die Lebensregeln in Herz/Geist verkörpern, haben wir auf diese Weise unser Wahres Selbst gefunden, was Einfluss auf all die anderen meditativen Praktiken hat, die wir ausüben.

> Wenn Du die Lebensregeln befolgst, ohne zu versuchen, die Lebensregeln zu befolgen, dann befolgst Du die Lebensregeln wahrhaftig.
> – Shunryu Suzuki, *Not Always So*

Still beten

念じ heißt übersetzt, still beten. Dieses Kanji bedeutet auch im Sinn haben oder achtsam sein. Mit anderen Worten, sei den Lebensregeln aufmerksam in Deinem Herz/Geist.

Shinshin Kaizen

心身 *shinshin* wird übersetzt mit Herz/Geist und Körper, 改善 Kaizen mit stärken und verbessern. Mikao Usui sagt, dass wir sowohl den Zustand von Herz/Geist als auch von unserem Körper verbessern sollten. Die tiefere Bedeutung hingegen ist, dass wir in Harmonie sein sollten mit Herz/

Geist und Körper, dem physischen und dem spirituellen. Diese Harmonie gelingt nur aus unserer Mitte, sind wir nicht zentriert, können wir die Harmonie von Herz/Geist und Körper nicht verwirklichen. Der erste Schritt, sich dieses Zustands zu erinnern, ist, sich mit seinem Zentrum im Unterbauch, dem Hara zu verbinden.

> *Shin* bedeutet wortwörtlich „Geist". Es hat auch eine andere Bedeutung, nämlich „Zentrum".
>
> – Taizan Maezumi, *Appreciate Your Life: The Essence of Zen Practice*

Usui Reiki Ryōhō

臼井靈氣療法 Usui Reiki Ryōhō wird oft mit Usuis spiritueller energetischer Methode übersetzt, aber wenn wir uns die Kanjis genauer ansehen, kann es auch bedeuten Usuis Lehre (Dharma) zur Heilung und Gesundheit des Wahren Selbst.

臼井 – Usui
靈氣 – Reiki – Wahres Selbst
療 – Ryō - heilen, gesund machen
法 – Hō - Dharma, Lehre, Methode

> Im Buddhismus hat der Sanskrit-Begriff Dharma drei Bedeutungen: das oberste Daseinsprinzip, das Phänomen der Erfahrung und die Lehre von der Natur der Dinge. Diese drei Bedeutungen greifen ineinander. Zum Beispiel kann sich ohne Phänomene - ohne das banale menschliche Leben - das ultimative Prinzip nicht offenbaren. Und ohne dass sie kundgetan wird, kann die Wahrheit nicht erkannt werden.
>
> – Dainin Katagiri, *You Have to Say Something: Manifesting Zen Insight*

Indem Mikao Usui seine Lehre Usui Reiki Ryōhō nannte, betonte er, dass sein Dharma/seine Lehre uns anleitet, im Einklang mit dem höchsten Daseinsprinzip unser Wahres Selbst auszudrücken. Zum Verkörpern der Lebensregeln bedarf es, dass wir uns hinsetzen und mit den Meditationstechniken arbeiten, wie sie im Reiki-System gelehrt werden.

Aus japanischer Perspektive

Meinem Shugendo-Lehrer Rev. Kūban Jakkōin zufolge beziehen sich die Lebensregeln auf Grundsätze, die für jeden praktizierenden Buddhisten in Japan auf dem Weg zur Selbsterkenntnis gültig sind. Die Lebensregeln verweisen auf Tugenden, die wir auf unserem Weg mit Reiki entwickeln sollen. Zu Mikao Usuis Zeit war der Buddhismus verboten, wozu er, selbst ein Buddhist, diese einfachen Regeln verfasste, um seine Schüler zu ermuntern, den sechs Paramitas zu folgen. Die sechs Paramitas sind: Großzügigkeit, Moral, Geduld, Ausdauer, Konzentration und Weisheit.

Einer meiner japanischen Schüler bringt mit seiner Kenntnis der japanischen Kultur mehr Licht in die Lebensregeln:

> In der japanischen Kultur sind *shinsetsu* und *kansha* zwei der wichtigsten Tugenden. Sie sind das unaufdringliche Mitgefühl, das die Gesellschaft zusammenhält. Der Charakter der Unaufdringlichkeit ist der entscheidende Faktor. Ich glaube, es ist die Erkenntnis von Einfachheit und Bescheidenheit, die den Anreiz zur Suche nach dem eigenen Platz in der Gesellschaft gibt (zu welchem Wohl der Gesellschaft auch immer, unbedeutend, wie klein dieser erscheinen mag). Über die Wahrheit, was (vom Universum) erwartet wird, muss nachgesonnen werden, und dies erfordert, dass man nach seinem inneren Wesen, seinem Wahren Selbst, sucht. *Kansha* ist nicht einfach nur ein Dankeschön, und *Shinshetsu* ist nicht nur bloße Nettigkeit.
> – Hiromi Hayashi

Hiromi hat mich auch darauf hingewiesen, dass die Lebensregeln so klingen, als spräche ein Großvater zu seinem Enkel, voller Weisheit und Mitgefühl, klar, fest und wohlwollend. Hier zeigt sich wieder Vertrautheit und Nähe. Mikao Usui leitete seine Schüler auf diese Weise an, als Lehrer des Reiki-Systems sollten wir uns an dieser Art des Lehrens ein Beispiel für unsere eigenen Schüler nehmen.

Einer meiner japanischen Lehrer schlägt dieses Verständnis der Reiki-Lebensregeln vor:

> Ich würde die Reiki-Lebensregeln als eigene Neuausrichtung zusammenfassen, als rezitieren, meditieren, Respekt zeigen, freundlich sein, Dankbarkeit empfinden und Segen erbitten. Allgemein betrachtet ist dies alles im Buddhismus üblich, besonders in Japan.
> – Reverend Keisho, Tendai-Priester

Ergänzend betrachte doch einmal diese Kommentare und Interpretationen der Reiki-Lebensregeln, wie sie ein anderer meiner japanischen Lehrer, Reverend Jiryo Shoden Doshi, ein Tendai-Priester, zu verstehen anbietet:

> Der Stil, in dem die Regeln geschrieben sind, erinnert an ein Zen-Koan oder einen japanischen Vierzeiler, was nahelegt, das Ganze als meditative Selbstbetrachtung zu verstehen. Was bedeutet das? Es scheint, man müsse die Reihenfolge ändern, um die Bedeutung noch klarer zu sehen, zum Beispiel:
>
> - Übe mit Beharrlichkeit, freundlich zu sein.
> - Praktiziere morgens und abends Gasshō und meditiere still.
> - Chante, um Herz/Geist und Körper zu erneuern (reinigen).
> - Lass Ärger und Sorgen nicht zum Ausdruck kommen, sondern Dankbarkeit.
> - Erst wenn Körper und Geist gereinigt sind, offenbart sich die geheime Methode zur Heilung aller Krankheiten.
>
> Bei der Reiki-Methode, so wie ich sie verstehe, geht es nicht darum, was man tut. Etwas „tun" zu wollen ist der falsche Ansatz. Es geht vielmehr darum, den Wunsch und den Anspruch des Ich aufzugeben, etwas tun zu wollen, sondern ihm stattdessen zu erlauben zu fließen. Kurz gesagt, worauf die Lebensregeln zu zielen scheinen - in welcher Lesart auch immer -, ist:
>
> Du musst zuerst das Selbst ordnen und es dann loslassen, sodass Du dabei zu einem reinen Gefäß wirst (*Jiriki* = die eigene Anstrengung, *Gyō* Praxis).
>
> Erst dann wird der universelle Geist der Heilung fließen können (*Tariki* = die von außen kommende Kraft). Die Japaner neigen dazu,

in möglichst gutem Einklang mit ihrer natürlichen Umgebung sein zu wollen. Sie verstehen sich eher als ein integraler Teil ihrer Umgebung denn als etwas von ihr Getrenntes, wie es die Westler meist tun. Westler sagen eher „Ich heile". Die Japaner hingegen, wenn sie sich überhaupt äußern, würden sagen „Es heilt, Buddha heilt, die Naturgeister heilen, etc. heilen". Für den Heilungsprozess muss ein Gefäß aber nichts anderes sein als eben nur das: ein Gefäß.

Meine eigene Übersetzung der Lebensregeln

Die Kontemplation über die inneren verborgenen Botschaften sowie die mit mir geteilten japanischen Perspektiven haben mich zu zwei weiteren Übersetzungen der Lebensregeln angeregt:

> Die den Eingeweihten vorbehaltenen Lehren, den Segen einzuladen.
> Die spirituelle Medizin für die von der universellen Wahrheit verlustig Gewordenen.
>
> Gerade heute:
> Ärgere Dich nicht;
> Sorge Dich nicht;
> Sei dankbar;
> Übe dies sorgfältig;
> Sei freundlich zu Dir selbst und zu anderen.
>
> Praktiziere Gasshō morgens und abends;
> Sei achtsam mit diesem in Deinem Herz/Geist;
> Chante durch Deinen Mund;
> Verbessere Herz/Geist und Körper.
>
> Usuis Lehre (Dharma) zum Heilen und Kurieren seines Wahren Selbst.
> Der Gründer Mikao Usui

und:

Die den Eingeweihten vorbehaltenen Lehren, den Segen einzuladen. Die spirituelle Medizin für die von der universellen Wahrheit verlustig Gewordenen.

Gerade heute:
Entwickle Dein Herz/Deinen Geist (Lass Ärger los);
Bringe Ordnung in Dein Herz/Deinen Geist (Lass Sorgen los);
Lass Deine Anhaftung an Gefühle und Stimmungen los (Sei dankbar);
Übe dies sorgfältig;
Zeige Mitgefühl mit Dir selbst und anderen.

Praktiziere Gasshō morgens und abends;
Verinnerliche dies in Deinem Herz/Geist;
Chante durch Deinen Mund;
Verbessere Herz/Geist und Körper.

Usuis Lehre (Dharma) zum Heilen und Kurieren seines Wahren Selbst.
Der Gründer Mikao Usui

Ich hoffe, dass diese Übersetzungen jedem, der seine Praxis vertiefen möchte, eine neue kontemplative Betrachtungsebene eröffnen.

> Sobald durch die Medizin die den Eingeweihten vorbehaltenen Lehren vom Staub befreit, öffnen die Wahren Worte ihre Schatzkammern. Sobald die geheimen Schätze plötzlich offen liegen, erscheinen alle Tugenden.
>
> – Kukai, in David Edward Shaner, *The Bodymind Experience in Japanese Buddhism*

Kapitel 9

Die Lebensregeln auf Mikao Usuis Gedenkstein

一ニ	曰ク	今日	怒ル	勿レ
ichi ni	*iwaku*	*kyou*	*ikaru*	*nakare*
Zuerst	heißt es	heute	Ärger	nicht tun
二ニ	曰ク	憂フル	勿レ	
ni ni	*iwaku*	*ureuru**	*nakare*	
Zweitens	heißt es	Kummer	nicht tun	
三ニ	曰ク	感謝	セヨ	
san ni	*iwaku*	*kansha*	*seyo*	
Drittens	heißt es	dankbar	tun	
四ニ	曰ク	業ヲ	励メ	
shi ni	*iwaku*	*gyō o*	*hageme*	
Viertens	heißt es	praktiziere	gewissenhaft	
五ニ	曰ク	人ニ	親切	ナレ
go ni	*iwaku*	*hito ni*	*shinsetsu*	*nare*
Fünftens	heißt es	zu Menschen	Freundlichkeit	sein

* geschrieben *urefuru*, aber gesprochen *ureuru*

Wenn wir den Text der Lebensregeln auf dem Gedenkstein mit dem vergleichen, der, wie angenommen wird, von Mikao Usui niedergeschrieben wurde, entdecken wir zwei interessante Aspekte. Zum einen findet sich auf dem Gedenkstein das Kanji *Urefuru* – Kummer anstelle von 心配 *Shinpai* - Sorge. Dies könnte auf Mikao Usui zurückzuführen sein, der je nach Schüler unterschiedliche Versionen verwendete.

Zum anderen sehen wir, dass die Lebensregeln auf dem Gedenkstein in Kanji und Katakana (einem anderen japanischen Schriftsystem) verfasst sind, während die handschriftliche Version in Kanji und Hiragana gehalten ist. Hiragana hat ein viel weicheres Schriftbild als Katakana, denn

Hiragana - ursprünglich vor mehr als tausend Jahren entwickelt - war eher für den persönlichen Gebrauch bestimmt, zum Beispiel für Wakas (Gedichte) und für Briefe, aber nicht für offizielle Dokumente. Was ist der Grund dafür? Hat Mikao Usui die Lebensregeln vielleicht auch als Poesie, als *Waka* verstanden? Traditionell werden Wakas auch als 陀羅尼 *darani*, also eine Art Mantra, gesehen.

Kukai (774-835) stellte fest, dass jede Silbe eines *Darani* eine Manifestation des Wahren Selbst sei und dass jede Silbe multiple Bedeutungsebenen enthält. Dadurch wird uns noch einmal bewusst, dass die Arbeit mit den Lebensregeln uns dabei hilft, unser Wahres Selbst zu entdecken.

Wie auch immer wir die Lebensregeln übersetzen, wesentlich ist, ihre inneren Qualitäten zu beherzigen. Ich denke, das wäre ganz im Sinne von Mikao Usui: dass Menschen, die sich in seinen Lehren üben, geistige Freiheit gewinnen.

> Wenn wir Buddhas Weg folgen, werden die Regeln nicht als Gesetze gesehen, sondern als Wegweiser zur eigenen Buddhaschaft. In unserem täglichen Leben müssen wir uns die Regeln wieder und wieder vergegenwärtigen. Es ist sehr wichtig, sich dabei wirklich Mühe zu geben. Die Mühe, einfach vorwärtszugehen, Schritt für Schritt.
>
> – Dainin Katagiri, *You Have to Say Something: Manifesting Zen Insight*

Teil III

Die Reiki-Symbole und Mantras

Kapitel 10

Choku Rei - Wahres Selbst

In der zweiten Ausbildungsstufe Okuden wird ein Mantra namens Choku Rei 直霊 gelehrt. Lasst uns erkunden, wie dieses Mantra auf unser Wahres Selbst verweist.

Aussprache

Weil japanische Kanjis (Schriftzeichen) aus dem Chinesischen abgeleitet sind, gibt es zwei Möglichkeiten der Aussprache. *Onyomi* ist näher an der chinesischen Form und wird gewöhnlich bei Substantiven verwendet. *Kunyomi* hingegen ist die traditionelle japanische Aussprache, die meistens dann benutzt wird, wenn ein Kanji Adjektive oder Verben bezeichnet. Choku Rei 直霊 ist die Onyomi-Aussprache, die Kunyomi-Aussprache dieser Zeichen lautet Naohi (manchmal auch Naobi geschrieben). Obwohl Choku Rei weiter verbreitet ist, sind doch beide Aussprachemöglichkeiten richtig, sie sind zwei Alternativen, das gleiche Kanji auszusprechen. Es gibt nur einen japanischen Reiki-Stil, der als Aussprache Naohi verwendet, und zwar benutzte Frau Yamaguchi (als Einzige) die Aussprache Naohi in *Reiju*/Initiation/Einstimmung. Alle anderen japanischen Reiki-Linien verwenden die Onyomi-Aussprache Choku Rei.

Die Bedeutung des Mantras

Choku Rei/Naohi/Naobi 直霊 bedeutet wörtlich gerader, direkter oder richtiger Geist. Einige moderne Reiki-Lehrer unterrichten, die Bedeutung von Choku Rei sei, Energie geradewegs oder direkt hierhin oder dorthin fließen zu lassen. Sie glauben, wenn wir uns während einer Behandlung auf das Mantra konzentrierten, würde verstärkt und konzentriert Energie dorthin „geschickt", wo unsere Hände gerade liegen. Das ist eine sehr aufs Äußerliche gerichtete Interpretation und spiegelt nicht die innere spirituelle Lehre wider.

Aus traditioneller japanischer Perspektive beschreibt direkter oder richtiger Geist unser Wahres Selbst. Mit anderen Worten beschreibt es einen Weg, so zu sein, dass wir unseren Geist, unser Wahres Selbst direkt erreichen können. Auch wenn in der neueren Reiki-Praxis Choku Rei als etwas verstanden wird, das wir einer Person oder an einen Ort „schicken", war das traditionell nicht so. Wir können diese eher traditionelle Sicht von Choku Rei 直霊 im Shintoismus und auch in den traditionellen Aikido-Lehren finden.

Im Shinto spielt geradeaus/direkt sein als ein Ausdruck von Ehrlichkeit eine große Rolle. Wir finden Vergleichbares auch in den Übersetzungen der Lebensregeln mit „Sei ehrlich" oder „Sei Deinem Weg und Deinem Wesen treu". Eigentlich sind alle Mittel im Reiki-System Wegweiser, die uns darauf verweisen, gerade und direkt zu sein, um so unser Wahres Selbst entdecken zu können.

Die tiefere Bedeutung von Choku Rei

William Gleason ist ein internationaler Aikido-Lehrer, der viele Jahre in Japan lebte und dort trainierte. Er beleuchtet die eher traditionelle Sichtweise auf Choku Rei/Naohi/Naobi:

> Die zentrale Funktion von Naobi ist Selbstreflexion: Als intuitive Praxis erfordert Aikido ständige Aufmerksamkeit und Einschätzung unserer Gefühle und Absichten. Naobi ist der Ursprung sowohl von Körper als auch Geist. Aus ihm entstehen die fünf Sinne Sehen, Hören, Riechen, Schmecken und Tasten und so unsere ganze individuelle Existenz. So wie Leben mit dem Atem beginnt, manifestiert sich das Ki von Naobi in Lunge und Haut.
>
> – William Gleason, *The Spiritual Foundations of Aikido*

Wir können dem obigen Zitat entnehmen, dass die traditionelle Übung mit Choku Rei anstrebte, sich des eigenen Wahren Selbst gewahr zu werden, und keine nach außen gerichtete Praxis war. Daher ist es eine wundervolle Übung, das Mantra zur Erinnerung an unser Wahres Selbst zu verwenden.

Wir können andere nicht mit ihrem Wahren Selbst verbinden, das können sie nur selbst. Könnten wir dies wirklich tun, wäre die Welt ganz anders. Deshalb ist es eine sehr moderne Auffassung, das Mantra für andere einzusetzen. Wenn wir uns jedoch an unser eigenes Wahres Selbst erinnern, fängt unser helles Licht an, in die Welt zu strahlen. Dabei können wir anderen zu einem Spiegel werden, um ihr eigenes Wahres Selbst zu finden. Deshalb nahm Mikao Usui das Choku Rei in seine Lehre: uns unseres eigenen Wahren Selbst zu erinnern, denn so können echte Veränderungen und wirkliche Heilung beginnen.

> Wenn Naobi, der direkte Geist, aktiv wird, werden diverse hochfrequent schwingende Lichtwellen freigesetzt.
>
> – Masahisa Goi, in William Gleason, *The Spiritual Foundations of Aikido*

Als ich im Jahr 2012 in Japan war, erzählte mir mein Lehrer Takeda Ajari, dass er ein 直日霊 Naobi-Ritual während des formellen shintoistischen Morgenrituals praktizieren würde. Er würde dabei vor einem einfachen hölzernen Schrein stehen, auf dem ein kleiner Spiegel angebracht sei, und dort Mantras rezitieren. Wir könnten das oberflächlich als eine Meditation vor einem Schrein betrachten, die sich auf etwas im Außen fokussiert. Wenn wir aber genauer hinsehen, bemerken wir, dass der Spiegel genau die Person reflektiert, die dieses Ritual ausführt. Das Ritual gilt also in Wirklichkeit der ausführenden Person selbst, der Kultivierung ihres direkten/geraden Geistes und damit der Wiederentdeckung ihres Wahren Selbst. Mein Lehrer erklärte mir, dass im Shinto Naohi als das Wahre Selbst gesehen wird, als unser direkter richtiger Geist. Wenn wir in den Spiegel schauen, kommen wir uns selbst nahe, und je näher wir uns selbst kommen, desto näher kommen wir auch dem Universum.

Die Dinge sehen, wie sie sind

> Meditative Beschäftigung mit Naobi ist kein abstrakter Prozess der Vergangenheitsreflexion. Es gilt, in der Gegenwart zu stehen und die Dinge genau so zu sehen, wie sie sind. Naobi ist die Tugend

> von Makoto[2] - Aufrichtigkeit und Dankbarkeit für das Geschenk des Lebens.
>
> – William Gleason, *The Spiritual Foundations of Aikido*

Das obige Zitat betont die Dankbarkeit, die wir auch in den Lebensregeln wiederfinden können. Hier beginnen wir zu erkennen, wie die Mantras mit den Lebensregeln verbunden sind. Mit Choku Rei/Naohi/Naobi 直靈 zu arbeiten bedeutet, das Wahre Selbst zu kultivieren. Wenn wir mit diesem Reiki-Werkzeug arbeiten, kann es uns helfen, die Dinge so zu sehen, wie sie sind. Was bedeutet das? Dinge zu sehen, wie sie sind, heißt, die Dualität zu transzendieren. Es geht zum Beispiel darum, das Ergebnis einer Heilbehandlung nicht zu bewerten oder eine Meditationspraxis nicht als gut oder schlecht, positiv oder negativ zu beurteilen usw. Es geht auch darum, sich von der Idee zu lösen, es gebe einen „Geber" und einen „Empfänger". Dinge zu sehen, wie sie sind, bedeutet, vom Wahren Selbst aus das Wahre Selbst im anderen zu erkennen, im Tier, im Baum oder in irgendeiner Sache. Je mehr wir diesen direkten/geraden Geist entwickeln, desto mehr können wir uns mit allen Dingen des Lebens verbinden, von Herz zu Herz und ohne jede Bewertung. Auf diese Weise erkennen wir, dass wir alle eins sind.

> Im Deinem großen Geist hat alles den gleichen Wert ... In Deiner Praxis solltest Du alles so akzeptieren, wie es ist, und ihm mit dem gleichen Respekt begegnen wie einem Buddha.
>
> – Shunryu Suzuki, *Zen Mind, Beginner's Mind*

Charakteristika von Choku Rei

Bei tiefergehender Betrachtung hat dieses Mantra die Qualität eines Fokus. Im Fokus steht dabei, sich bei der Wiederentdeckung unseres Wahren Selbst nicht ablenken zu lassen. Somit wird dieses Mantra auch ein Werkzeug dafür, achtsam zu sein. Worauf aber sollen wir unsere Achtsamkeit richten? Wir müssen darauf achten, nicht abzuschweifen von

2 Makoto ist in Japan ein generelles Konzept, das unter anderem in der Samurai-Tradition und im Shinto zu finden ist und sich in der Übereinstimmung von Wort und Tat ausdrückt (OD).

dem, worauf wir uns konzentrieren, in diesem Fall also auf die Wiederentdeckung unseres Wahren Selbst. Wenn wir abschweifen, wandert unser Geist in die Vergangenheit, Gegenwart oder Zukunft. In vielen neueren spirituellen Richtungen wird davon gesprochen, ganz im Jetzt oder in der Gegenwart zu sein. Aber hast Du jemals versucht, das Jetzt oder diesen gegenwärtigen Moment genau zu bestimmen? Das können wir gar nicht, denn sobald wir es versuchen, hat sich das Jetzt schon in die Vergangenheit verflüchtigt. Dadurch bedingt gilt Achtsamkeit nicht dem Jetzt, sondern dem Loslassen aller drei Zeiten, Vergangenheit, Gegenwart und Zukunft. Jetzt und der gegenwärtige Moment sind Ablenkungen, denn es ist genau im Jetzt und im gegenwärtigen Moment, dass wir an die Vergangenheit und die Zukunft denken. Sind wir vollständig fokussiert, vergessen wir alle Zeit. Sich zu fokussieren ist auch eine notwendige Technik, um in den Geisteszustand der Meditation zu kommen; ein Fokus ist wie eine Art Trittstein in einem überfluteten Gelände. Bevor wir in einen meditativen Zustand gehen oder sprechen können, müssen wir lernen, fokussiert zu bleiben. Alle Mantras sind solche Trittsteine. Verfehlen wir einen, fallen wir ins Wasser und werden mitgerissen und fortgespült von unseren Anhaftungen.

> Die Vergangenheit ist vorbei, die Gegenwart stirbt dahin, und die Zukunft ist noch nicht.
>
> – Sheng Yen, *Attaining the Way: A Guide to the Practice of Chan Buddhism*

Je mehr wir fokussiert sind, desto mehr sind wir in Kontakt zu unserer angeborenen Erdung. Dieses Mantra steht also in Beziehung zur Erdenergie. Wenn wir keine Verbindung zur inneren Erdenergie haben, werden wir flatterhaft wie Feen und können uns überhaupt nicht fokussieren. Stell Dir einen Luftballon mit einem Faden daran vor. Bei viel Wind, externen Einflüssen kann der Ballon überall hingetrieben werden. Der Wind steht für unsere Ängste, Ablenkungen und Sorgen, die uns davon abhalten, fokussiert zu sein. Aber wenn wir einen Stein an den Faden des Ballons binden, kann der Ballon zwar noch bewegt werden, aber er bleibt, wo er ist. Er ist nun geerdet, verbunden mit der Erde. Ebenso sollen wir unseren Geist an unser Hara anbinden, das wäre der erste Schritt zur Besinnung auf unser Wahres Selbst.

Ganz offensichtlich gibt es viele verschiedene Bedeutungsebenen für ein Mantra. Damit sich diese uns erschließen können, müssen wir das Mantra immer und immer wieder chanten[3]. Warum nicht einfach nur ein paar Mal? Wenn man bedenkt, dass das Reiki-System eine spirituelle Praxis zur Wiederenteckung des Wahren Selbst ist, warum sollte man dann aufhören zu rezitieren, bevor das Wahre Selbst gefunden ist? Wenn Du von San Francisco nach New York reisen wolltest, würdest Du da auf halbem Wege irgendwo stehen bleiben? Natürlich nicht, Du würdest die ganze Strecke zurücklegen. So ist es auch mit den Mantras. Geh den ganzen Weg, chante so lange, bis sich Dein Wahres Selbst zeigt, erst dann kannst Du damit aufhören.

Schlussfolgerung

Wie wir sehen, hat Mikao Usui, der Begründer des Reiki-Systems, einige Elemente aus anderen japanischen spirituellen Richtungen in seine Lehre übernommen. Wenn wir beachten, dass es beim Choku Rei/Naohi 直霊 im Wesentlichen um die Wiederentdeckung unseres Wahren Selbst geht, können wir in unserer Praxis so viel mehr davon profitieren. Je klarer wir wissen, wofür ein Werkzeug da ist, desto leichter wird es sein, damit zu arbeiten. Beim Chanten von Mantras atmen wir tief ein, sodass ihr Klang unser ganzes Wesen zum Schwingen bringt. Diese Art tiefer Atmung stimuliert das Hara und erdet uns gründlich.

> Wenn wir diese Worte mit Energie aus dem Bauch heraus chanten, entsteht auf ganz natürliche Art eine tiefe Bauchatmung: Diese Art der Atmung wird im Shinto als „lange Atemtechnik" (okinagaho) bezeichnet. Durch sie wird die Kraft unseres physischen Körpers verstärkt.
>
> – Motohisa Yamakage, *The Essence of Shinto: Japan's Spiritual Heart*

3 chanten: gesungenes Rezitieren (OD).

Kapitel 11

Sei Heki - Wahres Selbst

Das zweite Mantra der zweiten Ausbildungsstufe, Okuden, ist Sei Heiki 性癖. Ebenso wie das vorherige Mantra zielt auch dieses auf unser Wahres Selbst.

Die Bedeutung des Mantras

In der zeitgenössischen Praxis wird dieses Mantra mit emotionaler und mentaler Heilung in Verbindung gebracht. Dabei wird diese Form der Heilung häufig verstanden als das Aufgeben von Gewohnheiten wie Rauchen und Trinken oder auch als Lösung von Beziehungsproblemen.

Aber gibt es noch eine tiefere Bedeutung des Sei Heki? Was ist emotionale und geistige Heilung im Sinne von Mikao Usui tatsächlich? Bevor ich auf diese Frage eingehe, schauen wir doch zunächst auf das Kanji Sei Heiki.

Sei (性) bedeutet Natur, Sex, das innere Wesen von etwas, angeboren, inhärent, die Eigenschaft, an der man jemandes Wahres Selbst erkennt, Soheit, Wirklichkeit, Geschlecht.

Heiki (癖) bedeutet Gewohnheit, Manier, Schrulle, Laster, Charakterzug, Verdauungsstörungen, Probleme mit der Milz, Idiosynkrasie, Trieb.

Vor diesem Hintergrund lässt sich jetzt schon erkennen, dass das Sei Heiki eine komplexere Bedeutung hat als nur eine emotionale und mentale.

Die tiefere Bedeutung von Sei Heiki

> Dieses Selbst hat keine Gestalt oder Form, kennt weder Geburt noch Tod. Es ist nichts, was mit den physischen Augen erblickt werden könnte. Nur ein erleuchteter Mensch ist in der Lage, es zu erkennen. Von jemandem, der dies vermag, wird gesagt, er hätte in sein eigenes Wesen geschaut und sei zu einem Buddha geworden. Es dient weder dem Nachdenken noch dem Schlussfolgern, sondern dem

ablenkungsfreien Betrachten.

– Takuan Soho, *The Unfettered Mind: Writings of the Zen Master to the Sword Master*

Man könnte das Mantra Sei Heiki übersetzen mit „unsere Neigung zur Besinnung auf unser angeborenes Wahres Selbst". Wie erwähnt, zielt das Mantra Sei Heiki wie das vorhergehende auf die Wiederentdeckung des Wahren Selbst. Im Grunde wollen wir alle glücklich sein, uns allen ist das Streben nach Gück angeboren, aber oft wissen wir nicht, wo dieses angeborene Glück zu finden ist. Oft suchen wir danach in äußeren Dingen, im Essen und Trinken, in der Freundschaft, in einem guten Job, bei Buddha, wo auch immer. Mikao Usui hingegen verweist darauf, dass wirkliches Glück in unserem Wahren Selbst liegt. Sei Heiki ist ein weiterer Wegweiser in unser Inneres, nur dort lässt sich unsere nonduale Natur, das Wahre Selbst entdecken.

Kommen wir zurück zu der Frage: „Was ist emotionale und geistige Heilung von Sei Heiki im Sinne von Mikao Usui?" Was beginnt sich zu verändern, wenn wir nach und nach unser Wahres Selbst wiederfinden? Die Antwort darauf finden wir in der nondualen Natur des Wahren Selbst. In der Non-Dualität lockert sich allmählich der Herrschaftsanspruch unseres Ego, etwas als gut, schlecht, positiv oder negativ zu bewerten. Von Natur aus sind die Dinge nicht gut oder schlecht, sie sind allein das, was sie sind. Wir können etwas nur als gut bewerten, wenn wir es mit etwas Schlechtem vergleichen und umgekehrt. Doch was passiert, wenn wir das Vergleichen sein lassen? Der Hang des Ego zur Bewertung weicht auf, wir beginnen langsam, die Dinge zu sehen, wie sie sind. Bewertungen wie gut oder schlecht erzeugen entweder Anhaftung oder Widerwillen, und dabei entstehen mit der Zeit unsere emotionalen und mentalen Muster.

Nehmen wir zur Veranschaulichung eine der Lebensregeln. „Sei mitfühlend mit dir selbst und anderen." Meistens können wir nur den Leuten mitfühlend begegnen, die wir mögen, weil wir sie nämlich als gut eingestuft haben. Doch wir finden es ausgesprochen schwierig, Leuten gegenüber Mitgefühl zu zeigen, die wir nicht mögen, weil wir sie als schlecht klassifiziert haben. Daher werden wir, wenn der Hang zur Bewertung nachlässt, Mitgefühl nicht nur für unsere Freunde aufbringen können, sondern auch für Menschen, die uns unsympathisch sind.

Ein anderes Beispiel: Du möchtest verreisen, erfährst aber am Flughafen, dass das Flugzeug sich verspätet. Wenn Dir das als etwas ganz Schlimmes erscheint, wird es Dir eine Menge Ärger und Sorgen bereiten. Wenn Du es aber siehst, wie es ist, weder gut noch schlecht, kommen Ärger und Sorgen nicht auf. Wenn wir uns das Bewerten abgewöhnen, ermöglichen wir uns und anderen ein glücklicheres Leben. Das zentrale emotionale und geistige Muster, das wir loslassen sollten, ist unser Hang zur dualistischen Bewertung. Mikao Usui verwies nicht auf unsere Grundeinstellungen zu mentalen und emotionalen Gewohnheiten, nein, er ging direkt zum Kern, zum Herz, zur Ursache all unserer emotionalen und mentalen Angelegenheiten: dem verblendeten dualistischen Geist.

Hier noch ein weiterer interessanter Aspekt des Sei Heki. Das Wort Heiki wird auch verwendet, um damit Probleme mit der Milz zu bezeichnen. In der traditionellen japanischen spirituellen Lehre wird die Milz mit der Erdenergie in Zusammenhang gebracht. Unsere emotionalen und mentalen Themen resultieren meist daraus, dass wir viel zu viel denken und analysieren. Die Energie ist im Bereich des Kopfes und der Himmelsenergie, wir sind nicht geerdet. Wenn unsere Erdung wiederum nicht stabil ist, hat dies Auswirkungen auf die Milz. Anders ausgedrückt, wird unsere Energie von der Erdung in den Bereich des Himmels abgezogen, schwächt das auch die Energie der Milz.

Wie oben dargestellt, bedeutet Sei auch Sex - ein weiterer interessanter Aspekt. Traditionell wird sexuelle Energie als eine Quelle zur Vertiefung unserer spirituellen Praxis angesehen. Dies bedeutet nicht, dauernd Sex zu haben. Es bedeutet, die sexuelle Energie zur Wiederentdeckung unseres Wahren Selbst einzusetzen. Wir alle wissen, wie viel Energie in Bewegung kommen kann, wenn wir das Bedürfnis nach Sex oder einen Orgasmus haben. Statt Sex zu haben, können wir die sexuelle Energie aber auch nutzen, um unsere spirituelle Entwicklung zu fördern. Wenn wir Sex haben, fühlen wir manchmal eine große Vertrautheit, und manchmal erleben wir innere Glückseligkeit. Diese Erfahrungen haben alle etwas mit unserem Wahren Selbst zu tun.

> Aus dem Blick östlicher Meditation ist sexuelle Energie die Kraftquelle für eine Reise zur Erkenntnis der eigentlichen, ursprünglichen

> Natur des Menschen.
> – Yuasa Yasuo, *The Body, Self-Cultivation and Ki-Energy*

Charakteristika von Seik Heiki

> Anders formuliert, im Reich der Schmerzen und des Leids müssen wir das Reich des Friedens und der Harmonie finden. Dies ist religiöse Praxis. Du kannst keinen Frieden finden, wenn Du vor menschlichem Schmerz und Leid flüchtest, Du findest Frieden und Harmonie inmitten des menschlichen Leids. Das ist der Sinn spirituellen Lebens.
> – Dainin Katagiri, *Each Moment Is the Universe: Zen and the Way of Being Time*

Innerhalb der traditionellen Lehre Mikao Usuis ist der Charakter von Sei Heiki Harmonie. Harmonie hat viele Ebenen, anfangen sollten wir damit, uns harmonisch in uns selbst zu fühlen. Dazu haben wir die Meditationstechniken des Reiki-Systems. Indem wir in uns gehen, harmonisieren wir unsere eigenen inneren Energien. Das Wort Okuden - Innere Schulung - weist in diese Richtung. Wir können uns nur mit äußeren Dingen in Einklang bringen, wenn wir zur eigenen Harmonie gefunden haben. Wie innen, so außen - wenn wir das erkannt haben, können wir eines Tages eins werden mit dem Universum, frei von Getrenntsein.

> Nachdem Du dies getan und Deinen Geist wahrhaftig gemacht hast, werden Schmutz und Dreck Deines Ego wie von selbst abgewaschen. Dein Geist wandelt sich in einen, der so rein und unbelastet ist wie der eines Kindes, befreit von allen eingelagerten Gedanken. Diese ehrliche und unverdorbene Denkweise, mit der Du Dich um nichts mehr sorgen musst, ist jener Geist, mit dem Buddhaschaft und Harmonie mit allen Dingen erreicht werden kann.
> – Ryuuzui Nakai, *Ajikan no jisshuu* [Ajikan Meditation Practice]

Diese Art von Harmonie ist die Harmonie zwischen Gegensätzen: gut und schlecht, kurz und lang, heiß und kalt oder wie auch immer. Wenn wir unser Wahres Selbst wiederentdecken, kommen wir in Einklang mit allen Dingen. Wir erkennen nach und nach, dass alles, was wir tun, und jeder

Gedanke, den wir haben, Auswirkungen hat. Der Wind hat eine Auswirkung auf Bäume: Durch den Luftzug wirft der Baum seine Blätter ab. Die Blätter fallen auf den Boden, das wiederum hat eine Auswirkung auf Gras und Insekten. Die Blätter auf dem Rasen schaffen geeignete Bedingungen für das Wachstum von Pilzen, wir sammeln die Pilze ein und verspeisen sie. Oft denken wir, der Wind ist nur der Wind, aber tatsächlich wird durch den Wind alles Mögliche in Gang gesetzt. Der große Zusammenhang erschließt sich uns erst, wenn wir in Einklang mit dem Wind und allen anderen Dingen sind. Genau so verhält es sich auch mit unserem Geist: Je mehr wir in Harmonie sind, desto mehr fangen wir an zu erkennen, welche Auswirkungen unser Geist auf alles andere hat.

So wie Choku Rei mit der Erdenergie verbunden ist, so ist Sei Heki mit der Himmelsenergie verbunden. Wiederum können wir das nur selbst entdecken, indem wir das Mantra regelmäßig anwenden. Wenn wir es nur gelegentlich nutzen, etwa bei einer Behandlung, werden wir nie die verborgenen Bedeutungen und Qualitäten entdecken. Aber wenn wir das Mantra für 20 Minuten täglich chanten, vielleicht über 6 Monate, ein Jahr lang oder sogar länger, beginnen wir herauszufinden, was es mit diesem Mantra auf sich hat.

Wenn wir in Harmonie sind, bringen wir die Himmels- und die Erdenergie in uns ins Gleichgewicht. Die Harmonie zwischen Himmel und Erde ist ein geläufiges Thema in der japanischen Überlieferung spiritueller Lehren. Harmonie von Himmel und Erde entspricht der Harmonie von Körper und Geist. Mikao Usui geht in den Lebensregeln darauf ein: Shinshin Kaizen - stärke Herz/Geist und Körper. Damit wird unterstrichen, dass wir Herz/Geist und Körper in Harmonie bringen sollen. Anders gesagt, wir sollen unsere Spiritualität verkörpern. Wie das Wort „verkörpern" schon andeutet, müssen wir in unserem Körper fokussiert sein, um uns an unser Wahres Selbst erinnern zu können. Haben wir keinen Kontakt zu unserem Körper, sind wir wenig geerdet. Wie können wir unterrichten, kommunizieren, unsere täglichen Aufgaben erledigen, wenn wir die Verbindung verloren haben? Wenn wir glauben, spirituelle Praxis habe nichts mit dem Körper zu tun, werden wir wohl kaum in der Lage sein, unsere Übungen auszuführen, sie sozusagen zu verkörpern. Manche Leute sehen eine Meditationspraxis als Flucht vor oder als Verdrängung von Problemen, aber dann ist das keine echte Meditation. Echte Meditation bedeutet uneingeschränkte körperliche Präsenz, während man gleichzeitig und in vollkommener Harmonie mit dem Himmel verbunden ist. Hier wird erneut ein Zusammenhang von Mantra und Lebensregeln deutlich.

> Jedweder Meister, unabhängig von Zeitalter und Ort, hörte den Ruf und erreichte die Harmonie von Himmel und Erde.
> – Morihei Ueshiba

Für einen Blick in unser Wahres Selbst ist zunächst das Erinnern an unsere Verbundenheit mit der Erdenergie erforderlich, und dann die Erinnerung an unsere Verbundenheit mit der Himmelsenergie. Dies führt zurück zu innerer Harmonie. Wir haben sie verloren, weil wir Himmels- und Erdenergie in uns getrennt haben. Das geschah während unserer Prägung: durch unsere Erziehung, durch das, was unsere Eltern uns erzählten, durch unsere Bildung, die Dinge als voneinander getrennt zu sehen, und so fort. Aber die alten Lehrer wie Mikao Usui wussten, dass wir die in uns entgegengesetzten Kräfte von Himmels- und Erdenergie wieder ins Gleichgewicht bringen müssen, um uns an unser Wahres Selbst erinnern zu können. Wenn dies gelingt, erreichen wir das Einheitsbewusstsein und bekommen langsam Eindrücke von unserem Wahren Selbst. Mit regelmäßiger täglicher Praxis lassen wir diese Geisteshaltung in all unser Tun einfließen. Auf diese Weise entfernen wir die letzten, oben angesprochenen, Lampenschirme, sodass unser Wahres Selbst in vollem Glanz erstrahlen kann.

> Das Wahre Selbst ist das Selbst, das schon vor der Trennung von Himmel und Erde existierte und das schon vor der Geburt von Vater und Mutter bestand. Dieses Selbst ist das Selbst in mir, in Vögeln und anderen Tieren, in Gräsern und Bäumen und allen anderen Lebensformen. Es ist genau das, was man „Buddha-Natur" nennt.
> – Takuan Soho, *The Unfettered Mind: Writings of the Zen Master to the Sword Master*

Schlussfolgerung

Was kann all unsere emotionalen und mentalen Themen auf einmal klären? Die Wiederentdeckung unseres Wahren Selbst! Das ist der zentrale Sinn von Sei Heiki. Ohne Besinnung auf unser Wahres Selbst bleiben wir in all unseren emotionalen und mentalen Themen verhaftet und produzieren ständig neue. Deswegen brauchen wir die Arbeit mit diesem Mantra. Wenn wir verstehen, in welche Richtung dieser Wegweiser zeigt, kommen wir an die Wurzel unserer emotionalen und mentalen Probleme. Warum Zeit vergeuden, die wir nicht haben? Wir wissen nicht, wann es mit uns zu Ende geht, es könnte schon heute oder morgen sein. Mit der Besinnung auf unser Wahres Selbst fangen wir am besten gleich an. Wenn wir uns an unser Wahres Selbst erinnern, lösen sich plötzlich alle unsere emotionalen und mentalen Probleme auf. Unser verblendeter Geist gleicht einem dunklen Zimmer. Wird das Licht unseres Wahren Selbst eingeschaltet, verschwindet augenblicklich alle Dunkelheit.

> In Japan wird traditionell der Harmonie ein sehr hoher Wert beigemessen.
>
> – H. E. Davey, *The Teachings of Tempu: Practical Meditation for Daily Life*

Kapitel 12

Hon Sha Ze Sho Nen - Ich bin richtiges Bewusstsein

Auch das dritte Mantra in Mikao Usuis Lehre verweist wieder auf unser Wahres Selbst und gibt viele Einblicke in dessen Eigenschaften.

Die Bedeutung des Mantras

In der zeitgenössischen Auffassung wird dieses Mantra meist zur Fernheilung benutzt und deshalb auch nur dafür verwendet. Aber was war Mikao Usuis Absicht, es in seiner Lehre zu benutzen? Ging es wirklich um Fernheilung - oder um viel mehr? Sollte über dieses Mantra meditiert werden, sollte es genau wie die anderen gechantet werden, um zu unserem Wahren Selbst zurückzufinden?

Hon (本) bedeutet wahr, Buch, Herkunft, wirklich, ursprünglich. In der buddhistischen Tradition wird Hon häufig in Kombination mit anderen Kanjis verwendet, um auf unser ursprüngliches Selbst oder Wahres Selbst zu verweisen, zum Beispiel bedeutet Honshin wahrer oder ursprünglicher Geist. Sha (者) bedeutet Person, jemand, der/die eine, der/die man ist. Ze (是) heißt richtig, korrekt, genau so, Gerechtigkeit, perfekt, das ist es. Sho (正) bedeutet richtig, wahr, gerade, die Voraussetzung für zutreffende Erkenntnis, rechtschaffen. Nen (念) bedeutet Gedanken, Gefühle, Achtsamkeit, Geist, Gedächtnis, meditative Weisheit, Geduld, Nachsicht.

Wir könnten daher sagen, dass Hon Sha Ze Sho Nen bedeutet: Mein ursprüngliches Selbst/Wahres Selbst ist ein richtiger Gedanke; ich bin rechte Achtsamkeit; ich bin richtiges Bewusstsein; oder auch finde den Ursprung Deines Selbst im wahren Zustand meditativer Weisheit.

> Der rechte Geist ist der Geist, der nirgendwo verweilt. Es ist der Geist, der sich über den ganzen Körper und das Selbst erstreckt. Der verblendete Geist ist ein Geist, der erstarrt, wenn er über etwas nachdenkt.
> – Takuan Soho, *The Unfettered Mind: Writings from a Zen Master to a Master Swordsman*

In der Übersetzung dieses Mantras können wir bereits sehen, dass es nichts mit Fernheilung zu tun hat. Im Gegenteil, es geht um die Einsicht, dass es überhaupt keine Entfernung gibt! Das Mantra zielt direkt auf die Wiederentdeckung unseres Wahren Selbst ab.

Um von einem seriösen, esoterischen, spirituellen Lehrer in Japan unterrichtet werden zu können, muss man entweder von diesem Lehrer eingeladen werden oder von einem seiner langjährigen Schüler empfohlen worden sein. Ich wollte schon immer durch einen esoterischen japanischen Geistlichen trainiert werden, um zu verstehen, was Mikao Usui selbst tat und erlebte.

Ich erhoffte mir davon, Mikao Usuis Lehre noch mehr aus traditioneller japanischer spiritueller Perspektive unterrichten zu können. Im Jahr 2012 wurde ich schließlich Takeda Hakusai Ajari vorgestellt, der Deshi von Yusai Sakai Dai Ajari ist. Sakai Dai Ajari, der im Jahre 2013 starb, galt in Japan als ein lebendes Juwel und als Buddha. Bevor Takeda Hakusai mir erlaubte, sein Schüler zu werden, stellte er mir viele Fragen zu Mikao Usuis Lehre. Er belegte sogar einen Reiki-Kurs in Japan, um zu erfahren, wie Reiki dort unterrichtet wird. Er war sehr enttäuscht. Für ihn ging es bei Mikao Usuis Lehre um die Wiederentdeckung des Wahren Selbst, was in den japanischen Reiki-Zweigen, die er untersucht hatte, aber nicht betont wurde. Eine der Fragen, die er mir stellte, war, was ich denke, worum es bei Hon Sha Ze Sho Nen (本者是正念) geht. Ich beantwortete diese Frage so gut ich konnte. Später erzählte er mir, dass er mit meinem Verständnis von Mikao Usuis Lehre und von der Bedeutung seiner Techniken sehr zufrieden gewesen sei. Er sagte, er hätte mich wohl nicht eingeladen, sein Schüler zu werden, wenn ich die Fragen im gleichen Sinn beantwortet hätte, wie er es bei den von ihm in Japan betrachteten Zweigen des Reiki-Systems erlebt hatte. Als ich endlich von ihm in Japan an sieben aufeinanderfolgenden Tagen unterwiesen wurde, erklärte er mir, dass Hon Sha Ze Sho Nen bedeutet: „Ich bin richtiges Bewusstsein". Richtiges Bewusstsein, sagte er, sei unerlässlich dafür, dass jemand sich selbst verkörpern könne. Ohne das könnten wir uns selbst nicht verstehen, und wir könnten nicht begreifen, was es wirklich bedeutet, anderen zu helfen. Auch das Echo eines anderen seiner Sätze hallt immer noch in mir nach: *Lass uns Mikao Usuis Erleuchtung zusammen erkunden, damit wir möglicherweise die gleiche Erleuchtung wie Mikao Usui erfahren.*

Die tiefere Bedeutung von Hon Sha Ze Sho Nen

Worauf verweist nun also die Botschaft dieses Mantras wirklich, das Mikao Usui uns mit auf den Weg gegeben hat? Wie gesagt, es zielt direkt auf unser Wahres Selbst. Wenn wir von uns selbst glauben, wir seien hier, dagegen von einem anderen, er sei dort, erschaffen wir Abstand, wir distanzieren uns von jemand oder etwas. Je mehr wir uns von jemandem distanzieren, desto schwieriger wird es, ihm mitfühlend zu begegnen, mit ihm Gemeinsamkeit und Vertrautheit zu erleben. Echtes Mitgefühl kann sich ohne ein tiefes Gefühl für Einheit oder Nähe nicht entfalten.

Richtiges Bewusstsein bedeutet sich nicht mehr dazu hinreißen lassen, alles bewerten zu wollen. Für gewöhnlich sortieren wir alles, was wir sehen, fühlen, hören, berühren oder riechen nach gut oder schlecht und gehen dann entsprechend damit um. Mit einer direkten Erfahrung richtigen Bewusstseins, hören wir auf, Dinge zu bewerten. Wir sehen Dinge, wie sie sind, und werden nicht vom dualistischen Denken mitgerissen. Richtig verstandene Achtsamkeit lässt sich von wirren dualistischen Gedanken, die aufkommen mögen, nicht ablenken. Dies wird in Japan oft *mumen*, leerer Geist, genannt. Das folgende Gedicht veranschaulicht das:

> Im Frühjahr die Blumen, im Sommer der Wind, im Herbst der Mond, im Winter der Schnee, ein gleichmütiges Herz haftet an nichts, alle Jahreszeiten sind gut.
>
> – Hui-K'ai

Als Anhaltspunkt für das, worum es ihm ging, hat Mikao Usui einige Edelsteine in seine Lehre eingearbeitet. Wir können anderen nur helfen, ihre nonduale Natur zu finden, wenn wir sie vorher in uns selbst wiederentdeckt haben. Auch deshalb wird die zweite Ausbildungsstufe Okuden, innere oder verborgene Lehre, genannt: Sie hilft uns, das wiederzuentdecken, was in uns verborgen ist. Wenn wir die in der Okuden-Ausbildungsstufe unterrichteten Techniken nach außen gerichtet anwenden, ist es schwer für uns, dies direkt zu erfahren, aber wenn wir sie nach innen gerichtet anwenden, machen wir eine viel tiefere Erfahrung.

Shonen (正念) ist Teil des Edlen Achtfachen Pfades, den Buddha lehrte. Weil Mikao Usui praktizierender Buddhist war, sollte es uns nicht überraschen, Spuren seines persönlichen buddhistischen Weges im Reiki-System wiederzufinden. Der Edle Achtfache Pfad lehrt:

Rechte Ansicht
Rechte Gesinnung
Rechte Rede
Rechtes Handeln
Rechter Lebenswandel
Rechte Anstrengung
Rechtes Bewusstsein
Rechte Meditation

Wir könnten also zu dem Schluss kommen, Hon Sha Ze Sho Nen charakterisiere eine Person, die den Edlen Achtfachen Pfad verkörpert.

> Das Sanskritwort für „recht" ist „samma". Es bedeutet, „zusammen einhergehen mit", „zusammengehen", „sich einander zuwenden". Ursprünglich stammt es von einem Begriff ab, der „sich vereinigen" bedeutet. „Recht" ist also ein Seinszustand, in dem alles zusammen leben kann, sich einander zuwendet, vereint. „Recht" ist ein Zustand menschlichen Lebens, in dem wir in Frieden und Harmonie mit allen Wesen leben. Dieses „recht" geht über alle unsere Vorstellungen von richtig oder falsch, gut oder schlecht weit hinaus.
> – Dainin Katagiri, You Have to Say Something

Innerhalb des Hon Sha Ze Sho Nen (本者是正念) finden wir auch das Kanji Nen und im Kanji Nen (念) wiederum das Kanji Shin/Kokoro (心). Shin/Kokoro ist der Wortstamm von Nen, ein Hinweis auf den Ursprung des Kanjis und auf seine allgemeine Bedeutung. Shin/Kokoro bedeutet Herz/Geist, Ernsthaftigkeit, erleuchteter Geist, Wesen, Geist als das Prinzip des Universums, Zentrum, Kern. Offensichtlich zeigt also das Hon Sha Ze Sho Nen wieder in Richtung Herz/Geist und unseres Wahren Selbst.

Charakteristika von Hon Sha Ze Sho Nen

Das Thema dieses Mantras ist allseitige Verbundenheit oder Einheit. Aus Sicht der Reiki-Praxis lässt sich sagen, je mehr jemand durch seine innerliche Beschäftigung und Übung mit diesem Mantra das Verständnis von Rechter Achtsamkeit vertieft, umso mehr wird er begreifen, dass es gar keine Distanz, keine Vergangenheit/Gegenwart/Zukunft gibt - es gibt allein die Einheit. Es ist der erste Schritt zur Erfahrung von Non-Dualität. Dieses Mantra eröffnet den Weg hin zum letzten Mantra in Mikao Usuis Lehre, dem Dai Kōmyō, dem in uns befindlichen Großen Hellen Licht. Tatsächlich bilden alle Mantras zusammen einen gemeinsamen Weg, dem wir folgen können. Es ist der Weg aus der Unkenntnis hin zur Erkenntnis unseres Wahren Selbst.

> Als menschliches Wesen hegst Du den tiefen Wunsch, frei von Leid sein und zur Erkenntnis der Einheit zu finden. Aber wirkliche Einheit ist nichts, was sich objektiv verstehen ließe, Du musst mit ihr eins werden.
> – Dainin Katagiri, *Each Moment Is the Universe*

Stell Dir vor, dass Du eine Reiki-Behandlung machen würdest, ein Klient vor Dir säße oder läge und Du ihm die Hände auflegen würdest und die Energie kanalgleich durch Dich fließen lassen würdest. Die Energie käme von irgendwo außerhalb, flösse durch Dich hindurch und dann zum Klienten. Nun stell Dir vor, dass Du, der Klient und das Universum ein und dasselbe seid, Einheit. In dieser Einheit haben wir viel größere Möglichkeiten, denn alle Grenzen sind weggefallen. Es gibt keinen Behandler und keinen Behandelten mehr, einfach nur reines Potenzial. Dies ist der wahre Charakter des Hon Sha Ze Sho Nen.

Schlussfolgerung

Bei genauerer Betrachtung der Mantras der zweiten Ausbildungsstufe beginnen wir, ihre eigentliche Bedeutung wiederzuentdecken. Beim Hon Sha Ze Sho Nen geht es darum, uns auf unsere Einheit mit dem Universum zu besinnen. Dann entdecken wir, dass es keine Entfernung gibt und auch keine Vergangenheit, Gegenwart und Zukunft. Das ist der Zustand, der echte tiefe Heilung in uns ermöglicht. Erst wenn diese Einheit tatsächlich erfahren wird, entdecken wir auch das echte Mitgefühl. Wenn wir diese Einheit fühlen, müssen wir uns selbst mit Freundlichkeit begegnen, sonst könnten wir gar nicht freundlich zu anderen sein. Umgekehrt müssen wir freundlich zu anderen sein, andernfalls wären wir auch nicht freundlich zu uns selbst.

In diesem Stadium der Praxis beginnst Du auch zu erkennen, welche Auswirkungen es auf die Welt hat, wenn wir nicht aus der Position des Mitgefühls heraus handeln. Daher müssen wir, um der Welt eine echte Hilfe sein zu können, beginnen, die direkte Erfahrung der Einheit zu verinnerlichen. Dies ist die eigentliche Botschaft, die uns Mikao Usui mit diesem Mantra in seiner Lehre übermitteln wollte.

Ergänzende Betrachtungen

Ich habe dieses spezielle Unterkapitel hinzugefügt, um eine weitere Lehre aus diesem Mantra zu betrachten. Anlass dazu gaben mir die vielen Fragen von Praktizierenden und Lehrern.

Fernheilung

Ich werde oft gefragt, ob es gut sei, heilende Energie in die Vergangenheit oder Zukunft zu „senden". Wenn wir uns auf die Vergangenheit oder die Zukunft konzentrieren, haben wir uns vom aktuellen Moment entfernt. Die Vergangenheit ist vergangen, die Zukunft ist noch nicht da, und selbst die Gegenwart bekommen wir nicht richtig zu fassen. Darum ist es besser, auf den aktuellen Moment konzentriert zu bleiben.

> Die Vergangenheit ist vorbei. Versuche nicht, sie zurückzuholen.
> Die Gegenwart bleibt nicht stehen. Versuche nicht, sie festzuhalten.
> Augenblick folgt auf Augenblick. Die Zukunft ist noch nicht eingetreten. Mach Dir im Voraus darüber keine Gedanken.
> – P'ang Yun, in Stephen Addiss, *Zen Sourcebook: Traditional Documents from China, Korea, and Japan*

Je mehr wir bei unserer Heiltätigkeit ganz in diesem Moment sind, ohne darüber zu urteilen, ob unsere vergangenen oder auch zukünftigen Handlungen nun schlecht oder gut gewesen sind oder sein werden, desto mehr befreien wir uns aus dem Griff der drei Zeiten. Wenn wir uns davon befreit haben, erstrahlt das in uns befindliche Große Helle Licht mehr und mehr. Die drei Zeiten sind wie Lampenschirme, die wir über dieses innere Licht setzen und uns auf diese Weise selbst begrenzen. Einfach nur sein! Das ist natürlich leichter gesagt als getan, aber wenn wir uns regelmäßig unserer Praxis widmen, werden wir dorthin kommen können und damit zu einem Blick in unser Wahres Selbst. Dies ist Sinn und Zweck der Meditation mit dem Hon Sha Ze Sho Nen. Wenn wir dieses Mantra aber nicht wirklich verinnerlichen, kann es sein Gesicht auch nie zeigen.

> Vergangenheit, Gegenwart und Zukunft entstehen in unserem Denken. Das ursprüngliche Gesicht hat keine Vergangenheit, keine Gegenwart, keine Zukunft. Wir haben nur den Moment. Er gehört uns – unendlich in der Zeit, unendlich im Raum. Wenn Du Dir über diesen Moment klar wirst, dann ist Dein ganzes Leben klar und auch noch das nächste. Wenn dieser Moment nicht klar ist, dann ist alles unklar.
>
> – Seung Sahn, *in "BOOM! An Interview with Zen Master Seung Sahn", Tricycle Magazine*

Wenn wir uns in diesem Moment heilen, dann heilen wir gleichzeitig unsere zukünftigen und vergangenen Themen. Wenn wir aber heilende Energie in die Zukunft „senden", beispielsweise um einen Arbeitsstelle zu bekommen, heißt das doch, dass wir besorgt sind, diese nicht zu bekommen. Unser Fokus in der Zukunft basiert auf Sorgen, wenn wir jedoch die Lebensregeln beherzigen, hören wir auf, uns Sorgen zu machen, was bedeutet, dass wir im Moment verweilen.

Das Wort „senden" ist noch so ein Stolperstein, denn sobald wir dieses benutzen, sind wir im verblendeten Geist. Senden heißt, sich selbst als getrennt von allem anderen zu betrachten, sich selbst als hier und den Empfänger als irgendwo anders. Aber nur in unserem verblendeten Geist denken wir, wir seien getrennt, im Wahren Selbst sind wir stets miteinander verbunden. Das Gleiche gilt für das Wort „Entfernung". Entfernung bedeutet, dass wir auf Abstand zu jemandem gegangen sind. Wie können wir uns dann noch mit der anderen Person verbunden fühlen?

Wenn wir den Kern von Mikao Usuis Lehren mehr und mehr erfassen, beginnen wir auch zu erkennen, dass es für die „Fernheilung" nicht nötig ist, ein Foto zu benutzen, den Oberschenkel stellvertretend für eine Person zu behandeln oder so zu tun, als sei ein Teddybär die andere Person oder Ähnliches. Alles, was wir tun müssen, ist, uns daran zu erinnern, dass wir bereits eins und mit der anderen Person verbunden sind. Dann haben wir einen Schritt von der Fernheilung und vom Energiesenden da hin gemacht, Reiki zu sein. Wir machen so direkt die Erfahrung, dass wir immer schon eins und miteinander verbunden waren.

> Das menschliche Bewusstsein kann in einem Augenblick zu jedem Ort im Universum gelangen. Du musst Dich um eine schnelle geistige Weiterentwicklung bemühen und darfst Dich nicht zu lange auf die Symbole verlassen.
>
> – Notiz eines Schülers von Mikao Usui aus Hiroshi Dois Schulungsunterlage

Erlaubnis

Nun kommen wir zu einer weiteren interessanten Frage, die oft gestellt wurde: Dürfen wir Fernheilung ohne Erlaubnis des Empfängers praktizieren? Wenn sich uns die tiefere Bedeutung des Hon Sha Ze Sho Nen erschließt, entdecken wir, dass es nicht nötig ist, um Erlaubnis zu bitten. Zur Erinnerung: Eine der Metaphern, die Mikao Usui in seinen Lehren verwendet, ist das Große Helle Licht. Stell Dir also vor, Du seiest die Sonne. Bittet die Sonne um Erlaubnis, scheinen zu dürfen? Natürlich nicht! Sie scheint einfach, und die Leute lassen sie scheinen. Einige mögen es, den ganzen Tag in der Sonne zu liegen, einige wollen in der Mittagspause in der Sonne sitzen, andere genießen zu Hause den hellen Tag. Jeder nimmt so viel Sonne, wie er gerade braucht - nicht etwa so viel, wie die Sonne meint, das jemand nötig hätte. Aber, noch ein wichtiges Argument, die Sonne denkt nicht: „Jetzt scheine ich, und diese Person da braucht meine Strahlen, jene aber nicht." Genau das machen wir aber normalerweise: Wir beurteilen, was ein Mensch braucht oder nicht braucht. Allerdings sehen wir die Dinge getrübt durch unsere Brille aus Verärgerung, Sorgen und Ängsten. Wissen wir denn wirklich, was eine andere Person braucht? Seien wir ehrlich, meistens wissen wir nicht einmal, was wir selbst brauchen, wie können wir dann denken, wir wüssten, was andere brauchen? Deswegen: Nehmen wir uns die Sonne zum Vorbild, scheinen wir einfach.

Wenn wir unser Großes Helles Licht urteilsfrei in die Welt scheinen lassen, so kann das ganze Universum davon profitieren. Wenn jemand nichts will, gut. Wenn jemand etwas will, auch gut. Denken wir daran, wir sind immer auf irgendeine Weise miteinander verbunden, sodass wir auch alles miteinander teilen. Wir brauchen uns lediglich hinzusetzen, uns auf diese Verbundenheit zu besinnen und die Absicht zu hegen, dass jeder bekommen möge, was er braucht. Erinnere Dich, dass das Kanji für Freundlichkeit in den Lebensregeln auch Vertrautheit und Nähe bedeutet. *Hon Sha Ze Sho Nen* verhilft uns zu Nähe mit allem, was ist, nur dann kann echte Freundlichkeit stattfinden. Einfach, aber ach so schwierig - warum? Weil wir immer irgendetwas tun und machen wollen. Wieder gilt jedoch, vom Reiki-Praktizieren zum Reiki-Sein zu finden.

Schutz

Um in das Bewusstsein allseitiger Verbundenheit zu kommen, müssen wir alle unsere Ängste loslassen und damit auch unser Bedürfnis, uns schützen zu müssen. Viele Praktizierende und Lehrer halten es für notwendig, sich vor negativen Energien anderer zu schützen. Das Bedürfnis nach Schutz entsteht in unserem eigenen verblendeten Geist, wenn wir denken, wir seien voneinander getrennt und nicht eins mit allem. Genau genommen sind wir getrennt und dabei doch eins mit allem, beides zur gleichen Zeit.

Zunächst sollten wir uns fragen, warum wir das Gefühl haben, Schutz zu brauchen. Die tatsächliche Antwort wäre: Wir haben Angst. Angst davor, dass wir irgendetwas vom Klienten übernehmen könnten, was wir nicht haben wollen. Diese Form von Angst entsteht in uns, weil wir keinen vollständigen Überblick haben, sondern nur Einzelheiten sehen - wir sind nicht geerdet, nicht in unserer Mitte und erkennen nicht die Wahrheit. Diese Angst macht uns unsicher, deswegen versuchen wir, uns zu schützen, indem wir beispielsweise ein helles Licht um uns herum visualisieren. Dies geschieht aus Angst, was wiederum bedeutet, dass diese Visualisierung nicht besonders stabil ist. Wir nennen diese Art der Visualisierung „Außenschutz", weil sie außerhalb unseres Selbst steht. Aber was ist Angst, im Englischen „Fear"? **Fear** = „**F**alse **e**vidence **a**ppearing **r**eal", ins Deutsche übertragen[4]: **Fear** = „**F**alsches **e**rscheint **a**ls **r**eal". Wir erleben Angst, weil wir uns an unser „Ich" klammern.

- „Ich bekomme negative Energie von anderen ab."
- „Ich fühle mich nicht wohl, nachdem ich eine Behandlung gegeben habe."
- „Ich könnte körperliche Probleme von jemand anderem übernehmen."

All diese Aussagen beruhen auf der Dominanz des „Ich". Aber wer ist dieses „Ich"? In der Regel meinen wir damit das konventionelle alltägliche „Ich", aber wenn wir tiefer in die persönliche Praxis gehen, erkennen wir unsere letztendliche Beziehung zu diesem „Ich". Diesem „Ich" oder Ego bedeuet das Klammern daran, Falsches für real zu halten.

> Wenn da kein Ego mehr ist, gibt es auch nichts mehr,
> vor dem man sich zu fürchten braucht.
> – Taisen Deshimaru, *Mushotoku Mind: The Heart of the Heart Sutra*

Ändern wir nun für einen Augenblick unsere Perspektive. Wenn wir uns vor „negativen" Energien des Klienten schützen wollen, was ist dann mit unsererem Klienten? Müsste er sich nicht auch schützen, wenn er vor uns liegt? Könnte er nicht auch „negative" Energie vom Behandelnden übernehmen? Wenn wir befürchten, etwas vom Klienten übertragen zu bekommen, dann kann das doch auch genauso gut andersherum sein! Seltsamerweise scheint dieser Gedanke nicht in die Köpfe von Therapeuten oder Lehrern zu gelangen. Warum ist das so? Weil wir nur die Notwendigkeit empfinden, uns selbst als Behandelnde schützen zu müssen. Mit anderen Worten, es ist ein Egotrip, es dreht sich alles nur ums „Ich".

Einige Lehrer sagen: „Wasch Dir die Hände nach einer Reiki-Behandlung, weil Du den Klienten berührt oder Dich in seinem Energiefeld betätigt hast und dabei vielleicht ‚negative' Energie auf Dich übergegangen ist."

4 Übersetzung sinngemäß, um das Spiel der Anfangsbuchstaben ins Deutsche übertragen zu können (OD).

Eigentlich müsste sich dann auch der Klient nach einer Behandlung waschen, da er Dich ja auch berührt hat! Man könnte entgegnen: „Nein, mein Klient hat einfach nur dagelegen. Ich habe ihn mit meinen Händen berührt." Auch das kommt wieder aus dem Ich, dem „Ego". Lege versuchsweise Deine Hände auf jemanden. Das sieht dann so aus, als würdest Du jemanden berühren, denn wir verbinden in unserer Vorstellung Berührung immer mit Händen. Aber die andere Person berührt Deine Hände mit ihrem Körper! Nicht wahr?

Berühre einen Baum, Du wirst erkennen, dass der Baum auch Dich berührt. Berühre ein Tier, und Du wirst merken, dass das Tier auch Dich berührt. Berührung ist nie eine Einbahnstraße. Wir können mit unserem ganzen Wesen, unseren Augen, unseren Händen, unserer Haut, unserer Energie berühren und - am wichtigsten: mit unserem Geist. Die ganze Idee vom Schutz rührt her vom Anklammern an das eigene „Ich". Der Behandelnde hält sich selbst für den eigentlich Handelnden, der sich etwas Schädliches vom Leibe halten will, nicht etwa andersherum. Unser Klient nimmt aber genauso am ganzen Prozess teil - wie wir selbst.

Angst entsteht, wenn man sich Sorgen macht, und das bringt uns zurück zu den Lebensregeln. Wir haben das Bedürfnis, uns selbst zu schützen, weil wir fürchten, etwas vom Klienten anzunehmen, dass wir mit seinen Themen belastet werden. Aber die Lebensregeln sagen: „Sorge Dich nicht!" Wenn wir also noch das Bedürfnis nach Außenschutz haben, bedeutet dies auch, dass wir die Lebensregeln nicht wirklich begriffen haben. Deswegen müssen wir zuallererst die Lebensregeln verstehen, ohne das wird unser Handauflegen nicht solide.

Und wie ist es mit dem Mitgefühl, das die Lebensregeln betonen? Wenn ein Klient nach einer Behandlung sagen würde: „Bitte, kann ich Ihnen alle meine Probleme dalassen? Ich habe genug davon." Was würden wir sagen? Wären wir wirklich mitfühlend, würden wir sagen: „Ja klar, lassen Sie mich diese nehmen, kein Problem." Es wäre echtes Mitgefühl, das Leiden eines anderen anzunehmen. Dies wäre auch ein wunderbarer Weg, uns von eigenen Ängsten und Anhaftungen zu lösen und echtes Mitgefühl in uns zu erwecken. Allein der Gedanke daran, das Leiden eines anderen anzunehmen, kann unser Verständis über die Lebensregeln zu Ärger und Sorgen erweitern. Dieser Weg wäre also auch ein starkes Mittel gegen eigenen Schmerz und eigenes Leid. Wenn wir meinen, Schutz zu benötigen, verstärken wir dagegen nur unsere eigenen Ängste und Sorgen und verhindern echtes Mitgefühl. Oft haben wir Angst, die Probleme anderer anzunehmen, weil das unsere eigenen Ängste, Agressionen und Sorgen ans Licht bringen könnte. Jede Mutter würde das aber für ihr Kind tun, sie würde mit Freude dem Kind die Beschwerden nehmen. Wenn es aber um Fremde geht, schrecken wir davor zurück.

> Sich selbst nehmen, was schlecht ist, aber anderen weitergeben, was gut ist, sich selbst vergessen und dem Wohl der anderen dienen - das ist höchstes Mitgefühl.
>
> – Saichō, in Jiko Kohno, *Right View, Right Life: Insights of a Woman Buddhist Priest*

Eine andere bedeutende Ursache unserer Angst liegt darin, dass wir körperlich nicht richtig geerdet sind. Kannst Du Dich an Stehaufmännchen erinnern? Stehaufmännchen schwanken, aber sie fallen nicht. Warum fallen sie nicht um? Weil sie ihren Schwerpunkt unten haben. In der modernen Gesellschaft haben die meisten von uns ihren Schwerpunkt im Kopf: zu viel Fernsehen, Computer, Mobiltelefone, Intellektualisierung, auch die Frage, wo während einer Behandlung die Hände zu liegen haben und was es während einer Behandlung zu beachten gibt, und alles, was man sonst im Kopf hat. Das macht uns ziemlich unstabil. Wir müssen uns wieder unserer Mitte erinnern, des Hara, unserer Basis. Das können wir durch die in Mikao Usuis Lehre hinterlassenen Meditationspraktiken, die sich auf das Hara und die Erdenergie beziehen. Je mehr wir diese Art von Meditationspraxis üben, desto mehr werden wir geerdet. Gleich einem Stehaufmännchen erschrecken oder ängstigen wir uns nicht und fallen nicht gleich um, mögen wir auch in einer Behandlung irgendetwas erfahren. Vielmehr bleiben wir in unsere Mitte. Indem Dein Fokus nach innen gerichtet ist, auf Dein Hara, ist dies praktisch Dein „innerer Schutz".

> Wir sind von innen heraus gut geschützt. Das ist unser Geist. Weil wir von innen her geschützt sind, immer und ununterbrochen, brauchen wir keinerlei Hilfe von außen entgegenzusehnen.
>
> – Shunryu Suzuki, *Not Always So*

Wir haben das Bedürfnis, uns zu schützen, weil wir befürchten, „negative" Energie von unseren Klienten zu übernehmen. Aber was ist denn „negative" Energie? Was der eine möglicherweise negativ findet, findet ein anderer wiederum positiv. Wenn man beispielsweise bei einer Reiki-Sitzung alles Mögliche schwarz sieht, könnte man darauf angstvoll reagieren und es als negativ klassifizieren, während jemand anders das Gleiche sieht und an einen schönen schwarzen Nachthimmel erinnert wird. Beide machen die gleiche Erfahrung, aber beurteilen sie ganz unterschiedlich. Du könntest jemanden behandeln, der eine Erkältung hat, und Du befürchtest, Dich anzustecken, weil eine Erkältung für Dich etwas Negatives ist. Jemand anderes behandelt dieselbe Person, hält eine Erkältung aber für nichts Negatives, sondern nimmt sie einfach, wie sie ist. Der Letztgenannte ist in einer wesentlich besseren Geisteshaltung. Sorgen bringen Deinen Geist aus dem Gleichgewicht. Deshalb sollten wir zuerst unseren Geist klären, damit uns als Praktizierende und Lehrer nichts so schnell umwerfen kann. Wenn unser Geist nicht stabil ist, sind unser Körper und unsere Energie auch nicht stabil, was bedeutet, dass wir eher umgehauen werden.

> Der spirituelle Aspekt von Tapferkeit offenbart sich in unserer Gelassenheit – ruhige Präsenz des Geistes. Gleichmut ist Mut in Ruhe.
> ... Ein wahrhaft unerschrockener Mensch bleibt immer gelassen, nichts überrascht ihn, nichts erschüttert die Ausgeglichenheit seines Geistes. In der Hitze des Gefechts bleibt er kühl, inmitten von Katastrophen bewahrt er einen ruhigen Geist.
> – Nitobe Inazo, *Bushido: The Soul of the Samurai*

Wenn wir das Reiki-System in seiner Tiefe begreifen, erkennen wir bald unsere allseitige Verbundenheit. Auf konventioneller Ebene sind wir getrennt, aber auf absoluter Ebene sind wir alle miteinander verbunden. Wenn wir das erkennen, erkennen wir Aspekte unseres Wahren Selbst. Auf der absoluten Ebene gibt es kein Geben oder Nehmen, kein Kommen oder Gehen, keine Trennung in Behandler und Klient, es gibt einfach nur allseitige Verbundenheit, das ist alles. Dieser Bewusstseinszustand ist unser „ultimativer Schutz". Unsere persönliche Praxis sollte zu einem Wachstumsprozess vom „Außenschutz" über den „Innenschutz" hin zum „ultimativen Schutz" werden. Der „ultimative Schutz" entspricht der Geisteshaltung, die mit „Ich bin richtiges Bewusstsein" gemeint ist und die durch das Hon Sha Ze Sho Nen symbolisiert wird

Zur Veranschaulichung benutze ich im Unterricht oft einen Pappkarton, den ich vor mich hinstelle. Wenn wir meinen, wir müssten uns schützen, errichten wir eine Mauer zwischen uns und unserem Klienten und heben so die Verbundenheit mit ihm und dem Universum auf. Als Bild für diese Schutzmauer soll der Pappkarton dienen. Aber sobald da eine Mauer ist, kann ich gegen sie treten, ich kann sie beschädigen - sie ist angreifbar. Ich trete dann nach dem Karton, und er fliegt durch die Gegend. Er wird beschädigt, sodass wir ihn reparieren müssten. Das soll die Reparatur unseres eigenen Energiesystems und unseres Geistes symbolisieren, die wir vielleicht durch Händewaschen bewerkstelligen möchten, um uns von der „Negativität" unseres Klienten zu reinigen. Was aber, wenn ich den Karton nehme und zusammenfalte. Kann ich immer noch dagegen treten? Nein, da ist nichts, was man treten könnte. Diese Offenheit - wenn sie denn aus dem *Hara*, unserem Zentrum kommt - ist der beste Schutz. Es gibt nichts, was man treten, beschädigen oder angreifen könnte. Dieser offene Geist ist der Geist von *Mushin* – „leerer Geist", die ultimative Form des Schutzes. Dieser Geist gleicht dem Raum, und Raum lässt sich nicht verletzen. Wir können Wände in die Luft sprengen, aber wir können Raum nicht sprengen. Diese Raumartigkeit wird durch das Dai Kōmyō symbolisiert, das in der dritten Ausbildungsstufe Shinpiden gelehrte Mantra. Shinpiden bedeutet Geheime Lehre, und es geht dabei um die Erschließung des Geheimnisses, in welcher Beziehung wir zum Universum stehen und in welcher Beziehung das Universum zu uns steht. Mit anderen Worten, diese geheime Lehre handelt von der Wiederentdeckung unseres Wahren Selbst, dem ultimativen Schutz.

> Nur durch die Offenheit, die Dinge so zu akzeptieren, wie sie sind, in welcher Situation auch immer, kann man wirklich jeden Tag so leben, als ob es das ganze Leben wäre.
>
> – Sakai Yusai, in Stephen G. Covell, *„Learning to Preserve: The Popular Teachings of Tendai Ascetics"*, Japanese Journal of Religious Studies, Volume 31, number 3 (2004)

Kapitel 13

Dai Kōmyō

Im traditionellen japanischen Reiki-System werden mehrere Symbole und Mantras gelehrt und in der gängigen Praxis verwendet. Diese Symbole und Mantras sind Werkzeuge, die Dir helfen, Dein Verständnis zu vertiefen und zur direkten Erfahrung des Wahren Selbst zu kommen.

Allerdings sind einige dieser Symbole nicht wirklich Symbole. Sie sind Kanjis, japanische Schriftzeichen für Wörter und Ideen. Diese Kanjis sind nicht exklusiv dem Reiki-System vorbehalten, sie werden auch häufig in japanischen Tempeln, auf japanischen Statuen oder in japanischen Kampfkunstschulen verwendet. Eines dieser Kanjis ist Dai Kōmyō, das in der dritten Ausbildungsstufe Shinpiden gelehrt wird. In den letzten Jahren gab es Debatten darüber, ob Mikao Usui das Dai Kōmyō benutzt hat oder nicht. Wie bereits erwähnt, kannte Hiroshi Doi einen Schüler von Mikao Usui persönlich, dem das Dai Kōmyō von Mikao Usui selbst im Unterricht gezeigt wurde. Frau Takata kannte und lehrte das Dai Kōmyō und ebenso Dr. Hayashi, der es Frau Takata übermittelt hatte. Allerdings gibt es einige Schüler von Dr. Hayashi und Mikao Usui, denen das Dai Kōmyō nicht beigebracht wurde. Warum? Weil sowohl Mikao Usui als auch Dr. Hayashi ihre Schüler unter Berücksichtigung ihres spirituellen Entwicklungsstandes unterrichteten. Warum sollte man einen Schüler etwas lehren, für das er innerlich nicht bereit ist? Darum wissen einige Schüler nichts vom Dai Kōmyō.

Hiroshi Doi besitzt Aufzeichnungen eines Schülers von Mikao Usui, und darin heißt es: „Kōmyō existiert in mir, und ich existiere in Kōmyō." Dieser Satz weist auf Dai Kōmyō hin. Das Große Helle Licht ist in mir, und ich bin im Großen Hellen Licht. Aus traditioneller japanischer Sicht steht Kōmyō für das Licht Buddhas. Wir könnten also auch sagen: Das Licht Buddhas ist in mir, und ich bin im Licht Buddhas. Hier finden wir eine Verbindung zu den Lebensregeln: Sie sind die Essenz der Buddhaschaft. Das bedeutet, wenn wir die Lebensregeln verkörpern, sind wir mitten im Kōmyō, dann haben wir unser Großes Helles Licht, Dai Kōmyō, erkannt.

Ist es nun wirklich wichtig, ob einige Lehrer das Dai Kōmyō kannten und andere nicht? Viel wichtiger ist der Grund, warum Mikao Usui es gelehrt hat und wie es verinnerlicht werden kann! Dai Kōmyō (大光明), das Mantra der dritten Ausbildungsstufe bedeutet Großes Helles Licht. Dies ist das Licht von Anshin Ritsumei, unserem Wahren Selbst. Durch den Gebrauch dieses Mantras verweist Mikao Usui auf das Herzstück seiner Lehren: die Wiederentdeckung unseres inneren Großen Hellen Lichts, unseres Wahren Selbst.

Die Bedeutung des Mantras

Übersetzen wir zunächst die Kanjis von Dai Kōmyō:

大 = Dai
光 = Kō
明 = Myō

Die Kanjis, aus denen das Mantra zusammengesetzt ist, bedeuten wörtlich übersetzt:

Dai = groß, stark, großartig
Kōmyō = Hoffnung, Glanz, leuchtende Zukunft
Kō = Licht, Strahl
Myō = hell, licht, Mantra, Anrufungsformel

Mögliche Übersetzungen wären also:

- Anrufung des Großen Lichtes
- Mantra des Großen Lichtes
- Großes Helles Licht

Die gängige Übersetzung lautet, wie schon gesagt, Großes Helles Licht. In bestimmten esoterischen japanischen spirituellen Traditionen allerdings bildet dieses Kanji den Titel für ein 23-silbiges Sanskrit-Mantra und wird in diesem Zusammenhang als Dai Kōmyō Shingon geschrieben und mit Anrufung des Großen Lichtes oder mit Mantra des Großen Lichtes übersetzt.

In anderen japanischen esoterischen Traditionen wird Dai Kōmyō dem Dainichi Nyorai, dem kosmischen Buddha, zugeordnet. Nach Aussage des Dentō Dai Ajari (Hochrangiger Lehrer) Ryuko Oda der Kyoasan-Schule des Shingon-Buddhismus, verkörpert Dainichi Nyorai das Wesen des Universums und symbolisiert jene Weisheit und jenes Mitgefühl, welche uns ermöglichen, die wahre Natur unseres Geistes zu erkennen. Innerhalb dieser Tradition repräsentiert Dai Kōmyō symbolisch die Essenz des Universums und repräsentiert unser Wahres Selbst. Dai Kōmyō zu verkörpern bedeutet auch die Leere (jap. *ku*) zu verkörpern.

Die tiefere Bedeutung von Dai Kōmyō

Bei genauerer Betrachtung der Kanjis des Dai Kōmyō lassen sich mehrere verschiedene bedeutungsvolle Ebenen finden.

Dai - wie schon mehfach erwähnt, kann mit groß, stark, großartig übersetzt werden. In einigen japanischen esoterischen Schulen aber steht dieses Kanji auch für die fünf Elemente (jap. *goshiki*) Erde, Wasser, Feuer, Luft und Raum. Ihren traditionellen Ansichten nach ist alles, was existiert, aus diesen fünf Elementen zusammengesetzt. In einigen anderen buddhistischen Schulen kommt oft noch ein sechstes Element hinzu: Geist oder Bewusstsein. In ihren Traditionen wird Dainichi Nyorai, der kosmische Buddha, oft so dargestellt, dass seine Hände das Chiken-in-Mudra bilden, das Mudra der sechs Elemente Erde, Wasser, Feuer, Luft, Raum und Geist oder Bewusstsein. Dabei bewirkt das Element des Geistes, dass wir die wahre Natur der anderen fünf Elemente verstehen. Es wirkt gleichsam wie ein Vergrößerungsglas, durch das Dinge erfahrbar werden, die gewöhnlicherweise als außerhalb von uns selbst betrachtet werden. Dai kann außerdem auch als das Bild eines Menschen gesehen werden, der in voller Größe aufrecht dasteht.

Kō – oberflächlich gesehen bedeutet einfach nur Licht oder Strahl. Auf einer sehr viel tieferen Ebene repräsentiert es hingegen das Dir angeborene Licht, Dein Wahres Selbst. Dieses Licht hat ein enormes Heilungspotenzial, nicht allein für Dich selbst, sondern auch für andere. Es ist das

Licht und die Weisheit der Non-Dualität. Um die Wirkungsweise dieses Lichts zu verstehen, hilft es, sich das Licht der Sonne vorzustellen. Die Strahlen der Sonne bescheinen alles gleichermaßen, völlig wertungsfrei. Um die Strahlen der Sonne zu erhalten, brauchen wir uns lediglich in die Sonne zu stellen. So einfach ist das mit dem Licht unseres Wahren Selbst auch – es scheint überall, wir müssen uns lediglich in sein Licht stellen.

Dieses Kanji kann außerdem als Darstellung eines Feuers auf einem Altar gesehen werden, wobei das Feuer Reinigung symbolisiert. Nur durch Läuterung können wir das Licht in uns selbst neu entdecken.

Subhakarasimha legt dies in seinem Kommentar zum Mahavairocana-Sutra dar, in welchem er der Frage nachgeht, warum Mahavairocana (= Dainichi Nyorai) das Große Licht genannt wird:

> Es vertreibt die Dunkelheit und scheint auf alle Dinge.
> Es ermöglicht die Vollendung aller Werke.
> Es ist das Licht, das weder erschaffen noch zerstört wurde.

Myō - das dritte Kanji, besteht eigentlich aus zwei verschiedenen Kanjis. Das linke Kanji bezeichnet die Sonne, das rechte stellt den Mond dar. In vielen japanischen esoterischen Richtungen steht die Sonne für den als weiblich gedachten Aspekt Weisheit (jap. *chie*), während der Mond für den als männlich vorgestellten Aspekt des Mitgefühls (jap. *jihi*) steht und/oder auch für Methode/Verfahrensweise (jap. *hoben*). Beide sind das Ergebnis sich vertiefender spiritueller Praxis. Weisheit und Mitgefühl sind dabei keine getrennten Wesenheiten, sondern miteinander verflochten. Das eine kann nicht ohne das andere existieren. Wenn Sonne und Mond zusammen am Nachthimmel stehen, ist es sehr hell. Diese Helligkeit symbolisiert die Klarheit des Geistes.

> Die großen Bodhisattvas tragen auf ihren Häuptern die Juwelenkrone der fünf Weisheiten, sodass ihre Weisheit, strahlend wie Sonne und Mond, die Verdunklungen unseres Geistes erhellt.
> – Holy Fudō-Myō-ō Secret Darani Sutra

Die Kanjis für Sonne und Mond innerhalb des Kanji Myō geben dem Dai Kōmyō eine viel umfassendere Bedeutung als allein Mantra des Großen

Lichtes oder Großes Helles Licht. Sonne und Mond, vereint in einem Symbol, bezeichnen die Einheit von absoluter Wahrheit (jap. kutai) und relativer Wahrheit (jap. ketai). Nach mahayana-buddhistischer Auffassung ist kutai die Wahrheit der Leere, während ketai die temporäre Wahrheit bezeichnet. Die Vereinigung von kutai und ketai ergibt die Wahrheit des Mittleren Weges (jap. chutai), die besagt, dass alle Dinge in Abhängigkeit voneinander bestehen und weder beginnen noch enden. Die drei Wahrheiten ketai, kutai und chutai sind zentrale Begriffe in tendai-buddhistischen Lehren und Praktiken. Tatsächlich können praktizierende Tendai-Buddhisten durch vertiefte Meditationspraxis das Einswerden dieser drei Wahrheiten in ihrem Geist (jap. enyu no sangan) erfahren. Dieser Geisteszustand wird mit „die drei Wahrheiten der Weisheit in einem einzigen Geist" (jap. isshin sanchi) bezeichnet.

Das alles zusammengefasst ist die wahre Bedeutung des Dai Kōmyō: die spirituelle Erfahrung Deines eigenen Wahren Selbst. Dai Kōmyō heißt nicht einfach nur Großes Helles Licht, sondern es steht genauso für Leere und Non-Dualität.

In bestimmten japanischen esoterischen Traditionen ist es üblich, anstelle des gesamten Textes lediglich den Titel eines Mantras oder Sutras zu rezitieren. Dies beruht auf dem Glauben, dass der Titel das Ganze beinhaltet und ausdrückt. Es gibt zum Beispiel im Nichiren-Buddhismus eine Praxis, in der man den Titel des Lotus-Sutra (jap. *hoke-kyo*) rezitiert, nämlich Namu Myoho-Renge-Kyho. Diese Form der Praxis wird auch mit dem Dai Kōmyō geübt. Allerdings ist das dabei verwendete Mantra des Großen Lichtes nicht identisch mit dem Dai-Kōmyō-Mantra des Reiki-Systems. Stattdessen ist hier das Dai Kōmyō (manchmal auch Dai Kōmyō Shingon genannt) der Titel eines speziellen 23-silbigen Sanskrit-Mantras: *Om abokya beiroshano makabodara mani handoma jimbara harabaritaya un.*

Während der Rezitation visualisiert der Übende diese 23 Silben als ein Rad. Der eigentliche Zweck dieser Praxis ist Reinigung. Die Anrufung des Großen Reinigenden Universellen Lichts soll der Vergegenwärtigung des eigenen Großen Hellen Lichtes im Inneren dienen und auch dem Ziel, mit dem Universum ganz eins zu werden.

Laut Dr. Henny van Der Veere, einem Shingon-Geistlichen, der am Zentrum für Japanologie der Universität Leiden in Holland lehrt, war dieses

Mantra usprünglich keiner Konfession zuzuordnen und wurde erst später in verschiedene japanische esoterische Lehren aufgenommen. Heute wird das Dai Kōmyō im Tendai, Mikkyo, Shingon, Shinto und Shugendo benutzt.

Im japanischen esoterisch-buddhistischen Weg des Shugen Mikkyo beispielsweise, einer Form des Shugendo, wird das Mantra auf zweierlei Weise eingesetzt. Zum einen wird das Mantra rezitiert, um innere Hindernisse wie Sorgen, Angst oder Anhaftungen zu überwinden. Zum anderen dient es dazu, die Seele eines Verstorbenen zu leiten, wenn es 100- oder 1000-mal rezitiert wird. Durch diese letztgenannte Praxis (jap. *eko gongyō shiki*) sollen auch positive Kräfte wie Liebe und Mitgefühl auf andere übertragen werden können.

Dai Kōmyō wird ebenso in einem Text der Mikkyo-Schule verwendet, der *kōmyō ku* genannt wird. Dabei wird es auf eine ganz spezielle Art und Weise rezitiert, die man *juhachi-do* nennt und die bei allen esoterischen Ritualen üblich ist. Kōmyō ku vereint Dich mit der „Lichtweisheit" der ursprünglichen Buddha-Natur (Dainichi Nyorai). Dies manifestiert sich als das reine Licht Deines strahlenden Selbst, einer natürlichen energetischen Kraft.

Im Shingon-Buddhismus wird das Mantra des Großen Lichtes zur Reinigung von den Wirkungen vergangener Handlungen rezitiert, entweder für sich selbst oder für andere. In Mark Unnos Buch *Shingon Refractions: Myoe and the Mantra of Light* heißt es:

> Das Sutra zum Mantra des Lichts der Taufe des Vairocana, auch unfehlbares Seilschlingensutra genannt[5], sagt: Wenn fühlende Wesen diese Taufe und dieses Mantra empfangen, sodass es ihre Ohren nur zwei-, drei- oder siebenmal hören, dann werden alle ihre unheilsamen inneren Verstrickungen gelöst. Wenn man von Leid geprüft an ein, zwei oder drei Tagen dieses Mantra 1080-mal mit voller Stimme intoniert, dann wird der schlechte Einfluss von Krankheiten aus zurückliegendem Karma beseitigt. Myoe hat das Mantra auf mehrfache Weise verwendet: in den komplexen Ritualen eines Yogas der göttlichen Wesen, bei denen die mystischen Kräfte der Buddhas und Bodhisattvas in den Praktizierenden übergehen

5 So, weil Buddhas Mitgefühl uns wie mit einem Lasso einholt (CR).

sollen; bei Bestattungsriten; bei der Herstellung von speziellem Sand zur Linderung karmischer Leiden (körperlicher als auch geistiger) in diesem und im nächsten Leben; und zu einfachen Rezitationen im klösterlichen Leben von Kozanji, wo Myoe als Abt diente.

In vielen japanischen Kampfkünsten (jap. budō) wird ein ganz spezielles Mantra - Shikin Haramitsu Dai Kōmyō - zu Beginn und am Ende jedes Trainings verwendet. Man sagt, dieses Mantra könne sowohl buddhistisch als auch shintoistisch verstanden werden und sei aus einem buddhistischen Gebet aus dem 8. Jahrhundert abgeleitet. Es gibt diverse Möglichkeiten, dieses Mantra zu übersetzen. Eine wäre diese: „Wenn Du mit ganzem Herzen die sechs Vollkommenheiten vollendest, wirst Du Erleuchtung finden." Mit den sechs Vollkommenheiten sind hier die Paramitas des Mahayana-Buddhismus gemeint: Großzügigkeit, ethisches Verhalten, Geduld, Ausdauer, Konzentration und Weisheit.

In der Mitte des 19. Jahrhunderts kamen in Japan diverse neureligiöse Bewegungen (jap. *shinshūkyō*) auf, wie etwa Tenrikyo, Kurozumikyo, Oomoto Kyo, Johrei und die Soka Gakkai. Viele davon nutzten das Dai Kōmyō zur spirituellen Entwicklung und Einsicht. Im Johrei lehrte Mokichi Okada (1882-1955) das göttliche Licht des Johrei. Johrei ist nicht nur eine Heilmethode, sondern auch eine Form der Lebensführung. Auf vielen Johrei-Schreinen findet man eine Schriftrolle mit dem Kanji Dai Kōmyō Shin Shin. Dieses Kanji wurde als wichtigstes Werkzeug bei der Heilung und zur spirituellen Entwicklung verwendet. Bevor Okada mit Johrei anfing, beschäftigte er sich mit den spirituellen Lehren von Oomoto Kyo, von denen überliefert wird, das Dai Kōmyō sei auch darin verwendet worden.

Viele dieser neuen religiösen Strömungen übernahmen Elemente aus dem Shugendo in ihre Lehren und Praktiken, und gerade im Shugendo spielt das Dai Kōmyō eine besondere Rolle. Professor Miyake Hitoshi erklärt in seinem Artikel *Religious Rituals in Shugendo*: „Es lässt sich feststellen, dass Shugendo das zentrale Vorbild liefert für die Aktivitäten vieler neuer Religionen, unter anderem auch Shintosekten, die sich in der zweiten Hälfte des neunzehnten Jahrhunderts beginnend bis heute rasch ausbreiteten."

Charakteristika von Dai Kōmyō

Die Qualität des Dai Kōmyō ist Ermächtigung. Aber das Wort „Ermächtigung" hat für eine Menge Verwirrung in der zeitgenössischen Reiki-Welt gesorgt, weil es gleichgesetzt wurde mit *Reiju*/Initiation/Einstimmung und auch nur in diesem Sinn genutzt wurde. Mit anderen Worten: Es wurde externalisiert. Die Qualität der Ermächtigung, die Mikao Usui im Sinne hatte, war dagegen Selbstermächtigung. Wir können nur jemand anderen ermächtigen, wenn wir diese Ermächtigung zuvor in uns selbst verwirklicht haben. Ich kann niemandem eine Tasse Tee anbieten, wenn ich sie nicht habe! Dai Kōmyō ist also genau so ein Mantra wie die vorherigen drei. Durch tausendfaches Rezitieren dieses Mantras können wir den Zustand der Selbstermächtigung erreichen. Aber - und hier ist der Haken - um mit diesem Mantra erfolgreich arbeiten zu können, müssen wir unser Herz/unseren Geist und unsere Energie vorbereitet haben. Unvorbereitet wird das Mantra die meisten von uns nicht zur Ermächtigung verhelfen. Deshalb müssen wir zuerst mit den bisherigen Meditationspraktiken arbeiten, bis wir eine solide Grundlage geschaffen haben, diese Art von Selbstermächtigung verwirklichen zu können.

Wie zuvor erwähnt, ist dies einer der Gründe, warum Mikao Usui und Chūjirō Hayashi das Dai Kōmyō nur diejenigen Schüler lehrten, die sich auf spiritueller Ebene vorbereitet hatten.

> Geh an die Wurzeln, kümmere Dich nicht um die Zweige, eines Tages wirst Du sie auf ganz natürliche Weise erreichen. Auch wenn Du Dich noch so sehr bewusst anstrengst, ohne Fundament kommst Du nicht hinauf zur Krone.
>
> – Zen Master Yangshan, in Thomas Cleary, *Zen Essence: The Science of Freedom*

Echte Ermächtigung beruht auf der Wiederentdeckung unseres Wahren Selbst. Dies gilt auch, wenn wir den Segen des Universums empfangen: *Reiju*/Initiation/Einstimmung - ohne dass dafür eine Person ein Ritual für uns vollführen müsste. So erfuhr das Mikao Usui während seiner 21-tägigen Meditation auf dem Berg Kurama.

Schlussfolgerung

Wie oben erwähnt, liegt nach dem Verständnis der esoterischen Traditionen die grundlegende Essenz des Dai Kōmyō in seiner reinigenden und entwicklungsfördernden Qualität. Im traditionellen Reiki-System ist das Dai Kōmyō ein jahrhundertealtes Werkzeug, das einen erleuchteten Seinszustand für heutige Praktizierende zugänglich machen kann. Wenn Du bewusst und regelmäßig mit dem Dai Kōmyō arbeitest, öffnest Du Dich damit dem Großen Hellen Licht ursprünglicher Erleuchtung, sodass Du schließlich die eigene Transformation in dieses Große Helle Licht erfahren kannst - Dein Wahres Selbst erinnernd.

Dies bedeutet, dass Dai Kōmyō nichts anderes ist als die Lebensregeln und das Wort Reiki. Reiki bedeutet Wahres Selbst, Dai Kōmyō ist unser Wahres Selbst, symbolisiert als Großes Helles Licht, und die Lebensregeln sind eine intellektuelle Beschreibung unseres Wahren Selbst. Mikao Usui brachte viele Wegweiser in seiner Lehre unter, aber sie alle zeigen in die gleiche Richtung: auf die Wiederentdeckung unseres Wahren Selbst. Lass Dich nicht verwirren von den vielen verschiedenen Wegweisern, sie alle führen zum gleichen Ziel.

> Wir können die Worte „wahres Selbstvertrauen" auch anstelle des Wortes „Erleuchtung" verwenden. Wahres Selbstvertrauen bedeutet, Vertrauen in das Wahre Selbst, und Vertrauen in das Wahre Selbst ist eine notwendige Voraussetzung für Glück.
>
> – Soko Morinaga, Novice to Master: An Ongoing Lesson in the Extent of My Own Stupidity

Wenn wir das Dai Kōmyō verkörpern, haben wir die Lebensregeln verinnerlicht, werden selbst zu Reiki und haben unser Wahres Selbst verwirklicht: Dies ist Ermächtigung.

Ergänzende Betrachtungen

Ich habe diesem Kapitel einige Ergänzungen hinzugefügt, um dem Leser einen direkteren Zugang zur Erfahrung des Dai Kōmyō zu erleichtern.

Herz-Sutra und Dai Kōmyō

Eines der populärsten Sutras in Japan ist das Herz-Sutra – Hannya Shingyō. Das Sutra wird in allen bedeutenden japanischen spirituellen Traditionen praktiziert, sodass ich nicht überrascht wäre, wenn Mikao Usui dieses Sutra ebenfalls genutzt hätte. Wenn wir Usuis Lehren tiefer betrachten, finden wir viele Übereinstimmungen mit dem Geist des Herz-Sutras. Eine davon betrifft das Dai Kōmyō. Wenn wir Dai Kōmyō verinnerlichen, verkörpern wir damit ebenso die Lebensregeln wie auch die Botschaft des Herz-Sutras. Beide verweisen auf die Leere, die Non-Dualität und verweisen auf unser Wahres Selbst. Die Qualität unseres Wahren Selbst ist Leere (jap. ku) und Non-Dualität. Wir können die beiden nicht trennen, so wie wir auch Nässe nicht von Wasser trennen könnten.

> Das Ego lozulassen ist sehr schwierig. Nur in ku, in der grenzenlosen Leere und in der vollständigen Aufgabe des Selbst kann die höchste Verwirklichung erlangt werden. Das zu verstehen bedeutet Satori zu erreichen.
>
> – Taisen Deshimaru, *Mushotoku Mind: The Heart of the Heart Sutra*

Mikao Usuis Lehren handeln alle von Anshin Ritsumei, Satori, von der Suche nach unserem Wahren Selbst, der Verwirklichung des Dai Kōmyō. Auch deshalb wählte Mikao Usui das Wort Reiki - das ki im Wort Reiki meint das Gleiche wie ku - Leere. Beide haben den gleichen Sinn: die Verwirklichung und Verkörperung des Dai Kōmyō. Abermals können wir hier sehen, dass Mikao Usuis Lehre im Kern immer das gleiche Ziel im Auge hat: die Besinnung auf unser Wahres Selbst.

> Im Buddhismus wird diese Lebenskraft ki genannt: Es ist der essenzielle Bestandteil des gesamten Kosmos, und das ist gleichbedeutend mit ku (=Leere).
>
> – Taisen Deshimaru, *Mushotoku Mind: The Heart of the Heart Sutra*

Mein Lehrer Takeda Hyakusai sagt immer: „Verwirkliche und verkörpere das Herz-Sutra, dann wirst Du Mikao Usuis Lehre verstehen." Dabei ist das Wesentlichste überhaupt, sich zu erinnern, das Herz-Sutra nicht bloß auswendig zu kennen oder seine Bedeutung intellektuell zu erfassen, sondern es wirklich zu verkörpern. Aber wie macht man das? Um das Herz-Sutra oder Dai Kōmyō zu verinnerlichen, müssen wir uns hinsetzen, chanten, uns in Meditation üben und unseren Geist/unser Herz öffnen, damit wir in die direkte Erfahrung kommen. Einige ernst zu nehmende japanische Lehrer raten sogar dazu, die Sutras zu verbrennen und stattdessen in die Berge zu gehen, um diese Erfahrung unmittelbar machen zu können. Das erinnert daran, wie Mikao Usui selbst einst in die Berge ging, um sich auf das Wahre Selbst zu besinnen.

> Das wesentliche Thema des Hannya Shingyō (Herz-Sutra) ist zu Recht die Philosophie des ku.
>
> – Taisen Deshimaru, *Mushotoku Mind: The Heart of the Heart Sutra*

Einmal sterben müssen

Dai Kōmyō hat auch mit Mikao Usuis Erfahrung auf dem Berg Kurama zu tun.

Es wird berichtet, dass, als er seinen Lehrer um Anregungen für seinen spirituellen Fortschritt bat, dieser geantwortet hätte: „Du musst erst einmal sterben." Er nahm diesen Rat ernst und begab sich für 21 Tage auf den Berg Kurama, um darüber zu meditieren, einmal zu sterben. Einige Leute meinen, dass er vorgehabt hätte, tatsächlich zu sterben, aber wenn das tatsächlich der Fall gewesen wäre, so wäre es für ihn viel einfacher gewesen, den Kurama zu besteigen und von einem Felsvorsprung zu springen, anstatt sich 21 Tage lang für eine schwierige Übung hinzusetzen.

Aber wenn es nicht der physische Tod war, den sein Lehrer meinte, welche Art von Tod war es dann? In der japanischen spirituellen Tradition bedeutet „einmal sterben" innerlich durch den Großen Tod (jap. daishi) hindurchzugehen, sodass wir fähig werden, unser Wahres Selbst wiederzuentdecken.

Auf Mikao Usuis Gedenkstein steht: „Eines Tages bestieg er den Berg

Kuruma, und nach 21 Tagen strenger Disziplin ohne Nahrung fühlte er plötzlich über seinem Kopf eine starke Reiki-Energie, erlangte Erleuchtung und gelangte zur Reiki-Heilmethode." Die Absicht der „strengen Disziplin" war, ihn darin zu unterstützen, „eines Tages zu sterben", um sein Wahres Selbst wiederentdecken zu können. Es war die Erfahrung des Großen Todes, die der Erschaffung seiner spirituellen Reiki-Lehre vorausging. Nach dieser Erfahrung fand er die wirkliche Bestimmung für sein Leben und begann nach und nach, anderen Menschen seine spirituellen Lehren zu vermitteln.

> Ist es möglich, unser Leben voll auszuleben, ohne Konfrontation mit dem Tod? Ich glaube nicht, dass dem so ist. Ohne dem Tod ins Auge zu sehen, der als Kehrseite des Lebens ununterbrochen dabei ist, können wird das Leben nicht voll und ganz ausleben.
>
> – Soko Morinaga, *Novice to Master: An Ongoing Lesson in the Extent of My Own Stupidity*

Es ist möglich, dass Mikao Usui eine Shugendo-Übung praktizierte. Im Shugendo gibt es eine sehr spezielle 21-tägige Übung in den Bergen, während der man weder essen (jap. danjiki) noch trinken (jap. mizudachi) soll. Diese Praxis ist nur für wenige wirklich Engagierte und Geübte geeignet. Sie nennt sich 餌食水无　読誦 修行 / だんじき　みず なし どくじゅ しゅぎょう Danjiki-Mizunachi dokuju Shūgyō. Einer meiner Lehrer, Reverent Kūban Jakkōin, hat diese spezielle 21-tägige Übung bewältigt. Einer der Gründe, warum ich bei solchen Lehrern übe, ist, dass ich nachvollziehen möchte, was Mikao Usui tat und erlebte, um seine Vorstellungen, Einsichten und Praktiken mit der großen Gemeinschaft Reiki-Praktizierender teilen zu können.

Bemerkenswert ist, dass man sich während dieser speziellen 21-Tage-Übung unter anderem auch auf die Gottheit Myoken Bosatsu[6] fokussiert. Myoken Bosatsu ist mit Mikao Usuis Familie verbunden, das zeigt sein Familienwappen, Chiba Mon. Hat Usui Sensei diese spezielle Übung wegen seiner familiären Abstammung gewählt? Myoken Bosatsu werden zudem gewisse heilende Eigenschaften zugeschrieben, und er hält Sonne und Mond in seinen Händen. Heilung ist ein Teil innerhalb des

6 Ein Bodhisatva, der in Japan als göttliche Verkörperung des Polarsterns gilt (CR).

Reiki-Systems, Sonne und Mond finden wir im Dai Kōmyō.

> Das ganze Universum zerspringt in hundert Stücke.
> Im Großen Tod gibt es weder Himmel noch Erde.
> Wenn Körper und Geist dahin sind,
> bleibt nur festzustellen:
> Vergangene Gedanken können nicht verstanden werden,
> gegenwärtige Gedanken können nicht verstanden werden,
> zukünftige Gedanken können nicht verstanden werden.
> – Dogen

Die Geisteshaltung, die Dogen hier beschreibt, wird der Große Tod genannt, der Tod des Ego, der Tod des „Ich". Wenn wir unsere spirituelle Praxis richtig vertiefen wollen, müssen auch wir eines Tages durch einen solchen Prozess gehen, das "Ich" loslassen, denn nur in diesem Stadium können wir das Wahre Selbst wiederfinden. Wenn wir uns vom „Ich" unseres dualistischen Lebens des Getrenntseins und Leidens lösen, beginnen wir den Sinn des Lebens zu finden: ein Leben voller Mitgefühl und Weisheit, ein Leben in Verbundenheit und Harmonie, ein Leben voller Licht und innerer Freude.

Schon viele Jahre vor seiner Erfahrung auf dem Berg Kurama strebte Mikao Usui nach Anshin Ritsumei, Erleuchtung oder Satori. Er erkannte schließlich, dass er durch die Erfahrung des Großen Todes gehen musste, um zum Ziel zu kommen. Nur nach Durchschreiten des Großen Todes kann Anshin Ritsumei sein Gesicht zeigen. So könnten wir also sagen, dass der Große Tod das Tor ist, durch welches wir ins Erleuchtungsbewusstsein gelangen. In diesem Geisteszustand geht es nur um Non-Dualität, die letzte und höchste Wirklichkeit.

> Hakuin[7] weist darauf hin, dass Satori notwendigerweise der „Große Zweifel" (daigi) und der „Große Tod" (dai-shi) vorausgehen. Der Übende muss in der Lage und willens sein, allen Glauben und alle Sicherheiten aufzugeben und sich in den Abgrund der Leere zu stürzen. Hakuin drängt den Praktizierenden, alle bewertenden Gedanken

7 Hakuin Ekaku (1686 – 1768) war einer der einflussreichsten Persönlichkeiten im japanischen Zen-Buddhismus (OD).

aufzugeben, den „Ball des Zweifels" (gidan) zu ergreifen und zur Einheitserfahrung vorzudringen. Dies, so Hakuin, ist die Erfahrung des „Großen Todes".

– Ninian Smart, World Philosophies

Nach der Einheitserfahrung auf dem Berg Kurama schuf Mikao Usui einen Lehrplan, der auch anderen den Weg zur Erfahrung des Großen Todes bahnen sollte. Wir können Hinweise auf den Großen Tod in seinen Lehren entdecken, zum Beispiel in den Lebensregeln, den Symbolen und Mantras. Nur wenn wir das „Ich" losgelassen haben, können wir die Lebensregeln ganz verkörpern. Das „Ich" ärgert und sorgt sich, das „Ich" steht uns im Weg, um bescheiden, ehrlich und mitfühlend zu sein. So spiegeln die Lebensregeln Mikao Usuis Erleuchtungserfahrung, den Großen Tod. Eigentlich geht es beim Großen Tod darum, dankbar für das Leben zu sein, es in seiner Fülle zu erleben, denn wenn wir unsere größten Sorgen und die Angst vor dem Tod hinter uns gelassen haben, sind wir frei: frei, durchs Leben zu tanzen. Es ist dieses Stadium, in dem wir wirklich anfangen, unser Leben und das anderer zu transformieren.

Mikao Usui zeigte einigen seiner Schüler Dai Kōmyō, das für das Große Helle Licht des Anshin Ritsumei steht, wieder verweisend auf den Großen Tod. Er integrierte alle diese Hinweise in seinen Lehren, denn wirklich lebendig werden wir erst nach dem Großen Tod. Die folgenden Zitate veranschaulichen eindrucksvoll die Transformation zum Wahren Selbst:

Nach einigen Tagen in seinem [Hakuin-] Zustand, den er später als den „Großen Tod" bezeichnete und als das Sterben des Ich und aller Illusion deutete, „... hörte ich zufällig den Klang einer Tempelglocke und war plötzlich wie verwandelt. Es war, als ob eine Eisschicht durchbrochen worden oder ein Turm unter Getöse in sich zusammengefallen wäre. Plötzlich kam ich wieder zu Sinnen ... Alle meine vorherigen Zweifel waren verschwunden, als ob Eis geschmolzen wäre. Mit lauter Stimme rief ich: Wunderbar! Wunderbar!"

– Conrad Hyers, *Once-Born, Twice-Born Zen: The Soto and Rinzai Schools of Japan*

Plötzlich und ohne erkennbaren Grund lichtete sich der Nebel und verschwand. Es verhielt sich nicht etwa so, dass die Schmerzen aus

> meinem Körper verschwunden wären, sondern vielmehr als sei der Körper verschwunden, der den Schmerz fühlen sollte. Alles war völlig klar. Selbst im schwachen Dämmerlicht erschienen die Dinge in einer feinen Klarheit. Der leiseste Ton war deutlich zu hören, aber das Gehör selbst gab es nicht. Das, so glaube ich, heißt lebend zu sterben.
>
> – Soko Morinaga, Novice to Master: An Ongoing Lesson in the Extent of My Own Stupidity

Mikao Usui war erst nach der Erfahrung des Großen Todes in der Lage, sein Lehrsystem zu erschaffen, denn ohne diese Erfahrung hätte er nicht die Klarheit, die Weisheit und das Mitgefühl aufbringen können zu formulieren, wonach er selbst auf mancherlei Weise lange gesucht hatte. Diese Lehren sind das Vermächtnis seines Satori, und indem wir Reiki als spirituelle Praxis anwenden, treten wir in die Fußspuren Mikao Usuis, um eines Tages ebenso durch das Tor des Großen Todes gehen zu können wie einst Usui Sensei.

> Ich kann es nicht genug betonen, dass das oberste Ziel von Religion, ob wir es nun Satori oder Frieden des Geistes nennen wollen, für jeden Einzelnen darin besteht, Frieden und Gelassenheit zu finden und ein erfülltes Leben zu führen.
>
> – Soko Morinaga, *Novice to Master: An Ongoing Lesson in the Extent of My Own Stupidity*

Kapitel 14

Ein Überblick über die esoterischen Schulen Japans

Zum besseren Verständnis der, in den vorhergehenden Kapiteln erwähnten, esoterischen Schulrichtungen Japans, möchte ich diese hier etwas genauer beschreiben. Reverent Kuban Jakkoin stellte die folgenden Informationen für dieses Buch zusammen:

Tendai basiert auf den Lehren des Vajrayana- und Mahayana-Buddhismus. Saichō brachte sie zu Beginn der Heian-Periode, vor etwa 1100 Jahren, aus China mit. Der Haupttext dieser Richtung ist das Lotus-Sutra, und ihr Haupttempel ist der Enrykuji-Tempel auf dem Berg Hiei, nordöstlich von Kyoto. Mehrere buddhistische Schulen, die Reine-Land-Schule und der Nichiren-Buddhismus eingeschlossen, haben ihre Wurzeln im Tendai.

Shingon, eine Form des Vajrayana-Buddhismus des Wahren Wortes, wurde ebenfalls zu Beginn der Heian-Periode vor 1100 Jahren von Kukai aus China mitgebracht. Die Shingon-Lehre basiert auf dem Mahavairocana-Sutra (jap. *Dainichi-kyo*) und den tantrischen Lehren des Sanmitsu-Yuga, das Yoga der drei Geheimnisse (Übereinstimmung von Mantra [Rede], Mudra [Handlung] und Mandala [Geist]). Anders als Tendai war Shingon kein Wegbereiter für andere buddhistische Richtungen. Es wurden allerdings diverse Shingon-Schulen nach Kukais Tod gegründet, darunter Neu-Shingon (*shin-shingon*) von Buzan-ha und Chizan-ha, das auf den Mönch Kakuban zurückgeht. Die Alte-Shingon-Tradition (*kogi-Shingon*) wird in den Koya-San-, Daigoji-, Daikakuji- und Toji-Tempeln in Kyoto praktiziert.

Shugendo ist eine Sammlung von kraftvollen Praktiken zur Entwicklung von Siddhis, inneren Kräften. Shugendo wurde in Japan vor 1300 Jahren von Enno Gyōj begründet. Als tantrische, in den Bergen ausgeübte Praxis, die Daoismus und Shintoismus (Schamanismus) vermischt, werden Berge als dreidimensionale Gebärmutter und als Diamant-Mandala des kosmischen Buddhas Dainichi Nyorai betrachtet.

> Am Anfang der Welt gab es einen undifferenzierten chaotischen Zustand, einem Eidotter vergleichbar. Als dieser von Dainichi Nyora mit dem heiligen Buchstaben „A" in Schwingung versetzt wurde, entstanden daraus Himmel und Erde, ebenso die antagonistischen kosmischen Kräfte Yin und Yang. Durch die Vereinigung von Himmel und Erde entstanden alle Dinge, und durch das Zusammenspiel der kosmischen Kräfte kamen die Menschen ins Sein.
>
> – Miyake Hitoshi, *Shugendo: Essays on the Structure of Japanese Folk Religion*

Im Shugendo werden mitten in der Natur längere Phasen asketischer Übungen über einen Zeitraum von 21, 100 oder sogar 1000 Tagen praktiziert. Manche Shugendo-Strömungen folgen Tendai- oder Shingon-Traditionen.

Mikkyo bedeutet geheimes oder tieferes Verständnis der buddhistischen Lehre. Es beinhaltet drei Arten von Lehren:

- Tōmitsu (rein esoterische Lehren), die Geheimlehre des Shingon-Buddhismus
- Taimitsu (esoterische Tendai-Lehren), die Geheimlehre des Tendai-Buddhismus (unterteilt in Sanmon Mikkyo am Enryakuji-Tempel und Jimon Mikkyo am Onjoji-/Miedera-Tempel)
- Zōmitsu (vermischte esoterische Lehren), die Geheimlehre des Shugen-Buddhismus

Teil IV

Reiju und Dein Wahres Selbst

Kapitel 15

Reiju

Das überlieferte japanische Wort, das Mikao Usui für Initiationen oder Einstimmungen verwendete, lautet Reiju.

> Im gesamten Mittelalter waren geheime Initiationen und linienspezifische Übertragungen gängige Praxis in allen buddhistischen Schulen, eingeschlossen das „neue" Zen und die Reine-Land-Schule sowie im Shugendo (Berg-Asketen), Onmyodo (Yin-Yang-Wahrsagung) und Yoshida-Shinto. Die Praxis geheimer Übertragung breitete sich auch in den schönen Künsten aus, inklusive Poesie, Kalligrafie, No-Theater, Lautenspiel, Ikebana und der Tee-Zeremonie, ebenso in den Kampfkünsten, im Handwerk und im Kunstgewerbe. Kurz gesagt, sie wurden zur gängigen Form der Wissensvermittlung im vormodernen Japan.
>
> – Jacqueline Stone, *Original Enlightenment and the Transformation of Medieval Japanese Buddhism*

Das Wort Reiju kann mit spiritueller Segnung oder spiritueller Darbringung übersetzt werden. Die Reiju-Praxis hat für eine Menge Verwirrung in der zeitgenössischen Reiki-Welt gesorgt, versuchen wir deshalb, etwas mehr Licht in die Sache zu bringen.

Zunächst ist, wie die Übersetzung schon sagt, Reiju spiritueller Natur, nicht physischer. Es wird überliefert, dass Mikao Usui ursprünglich mit seinen Schülern sein Reiju ohne irgendein äußerliches Ritual praktizierte. Er „saß" einfach nur einem Schüler gegenüber. Aber dies war nicht irgendein beliebiges Sitzen – Mikao Usui war dabei eine lebende Verkörperung des Großen Hellen Lichts, Dainichi Nyorai, seines Wahren Selbst. In diesem Geisteszustand gibt es keinerlei Anhaftungen mehr, auch keine Bindung an unser Ego. Es ist ein Seinszustand, in dem es kein „Du" oder „Ich" oder auch „Tun" mehr gibt. Es erschafft einen Raum offener Möglichkeiten. Mikao Usui „saß" einfach da als das Große Helle Licht, den Kosmos in sich versammelt, ein Raum offener Möglichkeiten.

In diesem Raum konnte Mikao Usuis Reiju Heilung sein, Segnung,

Initiation oder auch alles zusammen. In diesem Raum konnte der Schüler genau das bekommen, was er zu diesem Zeitpunkt gerade brauchte. Irgendein Ritual war nicht nötig, nur die Fähigkeit, dass die Person, die das Reiju „gab", das Große Helle Licht verkörpern konnte. Das Wesen dieses Seinszustandes wird in Japan nyu ga ga nyu genannt, Übertragung von Geist zu Geist. Eine andere Übersetzung lautet: „Das Selbst tritt ein in den Buddha, und der Buddha tritt ein in das Selbst." Anders gesagt: Diese Form von Reiju geht vom Wahren Selbst zum Wahren Selbst, da ist nichts Trennendes mehr. Dies ist dann möglich, wenn sowohl der Lehrer als auch der Schüler die Glasflasche zerbrochen haben, wovon im ersten Kapitel dieses Buches die Rede war. Innen und außen fallen in eins zusammen, Non-Dualität, keine Unterteilung in „Ich" oder „Du", einfaches Sein.

> Initiation, die auf Geist gründet (ishin kanjo), verwendet weder Form noch Ritual und gilt als die höchste Art der Initiation.
>
> – Taiko Yamasaki, *Shingon Japanese Esoteric Buddhism*

Wenn wir wirklich meinen sollten, Reiju sei lediglich ein äußerliches Ritual, so täuschen wir uns - jederman könnte lernen, ein Ritual physisch auszuführen, aber heißt das, jemand könnte ein Reiju geben, eine spirituelle Segnung in einem Zustand, „das Große Helle Licht zu sein"? Wenn dem so wäre, sollten wir aller Welt dieses Ritual beibringen, dann könnte es jeder an jedem vollziehen, und in kürzester Zeit würde die Welt zu einem besseren Ort.

Leider sind nur wenige zeitgenössische Reiki-Lehrer fähig zur egolosen Übertragung von Geist zu Geist, der Grundlage eines Reiju. Viele finden es bereits schwer, das Konzept zu verstehen, allein das Große Helle Licht „zu sein". Es ist extrem schwierig, sich mit dem Ego nicht im Weg zu stehen, es hat so eine starke Anhaftung an alles Mögliche. Aus diesem Grund ist Reiki eine spirituelle und lebenslange Praxis.

Selbst einige von Mikao Usuis Shinpiden-Schülern hatten Schwierigkeiten mit diesem egolosen Zustand. Deshalb nahm er ein physisches Ritual auf - entwickelt, um seine Schüler an ihr Wahres Selbst zu erinnern. Dieses Ritual hatte weder Symbole noch Mantras, es wurden nur bestimmte Handpositionen an demjenigen vollführt, der das Reiju empfing. Dieses spezielle Ritual gleicht vielen anderen überlieferten Initiationspraktiken esoterischer Schulen in Japan, wie beispielsweise dem *kaji*. Symbole und Mantras wurden erst später von Dr. Hayashi hinzugefügt, der während Mikao Usuis letzten zehn Lebensmonaten sein Schüler war. Hayashis Intention war, gleich der von Mikao Usui, den Schülern zu helfen, sich an ihr Wahres Selbst zu erinnern. Er betrachtete die Symbole und Mantras als spirituelle Schlüssel, um zu erschließen, was im Inneren versteckt ist.

> Die 12 grundlegenden Handpositionen und die Form des Einstimmungsrituals [mit den Symbolen und Mantras], die wir heutzutage verwenden, leiten sich von den Techniken Hayashi Senseis ab.
> – Hiroshi Doi, *A Modern Reiki Method for Healing*

Als Frau Takata noch Schülerin bei Hayashi war, beschrieb sie das Reiju als Initiation im Sinne einer einleitenden Erfahrung, wie ihr persönliches Tagebuch belegt. Sie betrachtete das Reiju als eine erstmalige Gelegenheit für einen Schüler zu erfahren, wie es ist, Reiki zu sein. In ihrem Tagebuch schrieb sie: „Lass die wahre Energie von innen kommen. Sie ruht im Unterbauch etwa 2 Inches unter dem Nabel." Es gibt keinerlei Hinweis darauf, dass Frau Takata jemals Reiju als Einstimmung bezeichnet hätte. Nach ihrem Tod jedoch begannen einige ihrer Schüler, nun selbst berechtigte Lehrer, die Initiation eine Einstimmung[8] zu nennen. Heute wird dieser Begriff in vielen Ländern und unter vielen Lehrern verwendet.

Unglücklicherweise kann es zu vielen Missverständnissen kommen, wenn man Reiju eine Einstimmung (oder Einweihung) nennt. Dazu gehört die Auffassung, Reiki wäre etwas außerhalb vom Empfänger. So sagen zum Beispiel einige Reiki-Lehrer: „Ohne Einstimmung kannst Du nicht Kanal für die Reiki-Energie sein." Andere sagen: „Bei einer Einstimmung wird die Fähigkeit, Reiki zu kanalisieren, vom Lehrer auf seinen Schüler übertragen." Solche Aussagen stehen im Widerspruch zu dem, was Mikao Usui lehrte, dass Reiki unser Wahres Selbst ist, in uns selbst verborgen darauf wartet, wiederentdeckt zu werden. Es muss nicht „herbeigechannelt" werden - was das Merriam-Webster-Wörterbuch mit „zum Ausdruck bringen", „bewegen", „befördern" beschreibt -, weil es bereits in, durch und um uns fließt. Aus dem gleichen Grund braucht es auch nicht

8 Brigitte Müller, die Reiki als Erste nach Deutschland gebracht hat, übersetzte den Begriff mit Einweihung.

von einem Lehrer auf einen Schüler übertragen zu werden. Wenn solche Aussagen tatsächlich zuträfen, könnte ohne Einstimmung eigentlich niemand lebendig sein. Offensichtlich ist das aber nicht der Fall!

Um das Konzept von Reiju wirklich zu verstehen, dürfen wir nicht allein nur den kulturellen Kontext berücksichtigen, in dem Mikao Usui Reiju praktizierte - als spirituelle Segnung oder Darbietung durch das Große Helle Licht -, sondern müssen auch die Werkzeuge und Hilfsmittel betrachten, die im Reiki-System gelehrt werden. Wenn wir in der Shinpiden-Ausbildungsstufe Reiju lernen, wird uns auch das Dai Kōmyō gelehrt. Zu diesem Zeitpunkt sollten wir ein fundiertes Verständnis der Lebensregeln haben. Wenn wir dann selbst Reiju geben, sollten wir es im Sinne der Lebensregeln und in einem dem Dai Kōmyō entsprechenden Bewusstseinszustand tun. Beides, Lebensregeln und Dai Kōmyō, ist eigentlich dasselbe. Verinnerlichung der Lebensregeln bedeutet Verkörperung des Dai Kōmyō, das heißt, wir haben unser Wahres Selbst wiederentdeckt.

Kapitel 16

Das Herz des Reiju

Im Kern geht es bei Reiju um die Wiederentdeckung unseres Wahren Selbst oder, mit anderen Worten, um die Wiederentdeckung von Reiki.

Fragen wir uns einmal selbst: Wie müsste wohl das einfühlsamste und tiefreichendste Reiju aussehen? Das wäre, wenn während Reiju der Schüler wie auch der Lehrer ihr Wahres Selbst in voller Pracht wiedererkennen. Und wenn diese Wiederentdeckung des Wahren Selbst dann das ganze Leben lang andauerte. Aber so etwas ist nicht so einfach, denn dafür müsste die Praxis des Lehrers sehr solide sein, viele Lampenschirme müssten weggefallen sein, damit ein großer Teil seines Wahren Selbst durchscheinen kann. Das allein langt jedoch immer noch nicht, für den Schüler gilt das Gleiche. Beide müssten wirklich innerlich bereit und reif sein. Selbst wenn aber Lehrer und Schüler reif wären, müsste außerdem noch eine gewisse Vertrautheit und Nähe zwischen ihnen herrschen, sodass beide „Ichs" - Egos – gleichzeitig verschwänden. Da dies meist so nicht der Fall ist, muss ein Reiju wieder und wieder stattfinden, bis eines Tages Lehrer und Schüler ihr Wahres Selbst finden und alle Lampenschirme verschwunden sind. Auch deshalb ist das Ausüben der Reiki-Methode als spirituelle Praxis eine lebenslange Reise.

Statt Reiju Einstimmung zu nennen, ziehe ich selbst es vor, von Initiation zu sprechen, da das auf eine Initialerfahrung, eine erste Begegnung, verweist. Während des Reiju hat der Schüler eine Anfangserfahrung des Wahren Selbst. Wie kurz oder tiefgreifend diese Erfahrung ist, spielt keine Rolle. Diese erste Erfahrung ist wie ein Samenkorn, nicht vom Lehrer gesät, sondern vom Schüler tief in sich wiederentdeckt. Damit das Samenkorn wachsen kann, müssen wir es mit dem Regen des Rei bewässern. Die Saat braucht außerdem Hitze und Kälte, um aufgehen zu können, das Feuer des Ki, und die Sonne und den Mond des Dai Kōmyō. Das Samenkorn braucht auch Raum, nämlich die innere Weite unseres Geistes, wenn wir Ärger und Sorgen hinter uns gelassen haben, wenn wir unserem Weg und unserem Wahren Selbst treu sind und voll Mitgefühl für uns selbst und andere. Wärme und Weite entsteht auch bei der Meditation über die Symbole und Mantras und bei Übungen wie Jōshin Kokyū-hō.

Einfach ausgedrückt: Reiju verhilft uns zu einer ersten Erfahrung, die einem Samenkorn gleicht, das durch unsere Praxis reifen kann, bis es eines Tages in der Wiederentdeckung unseres Wahren Selbst zur Blüte kommt.

Hier noch eine andere Metapher, die ich gern verwende: Reiju ist wie die schmale Mondsichel des zunehmenden Mondes. Wir sehen einen Teil, noch nicht das Ganze. Das Reiju zeigt uns nur die schmale Sichel, anschließend müssen wir noch sehr viel üben. Üben mit den Werkzeugen und Hilfsmitteln, die Mikao Usui uns hinterlassen hat: Betrachtung der Lebensregeln, Meditationsübungen, Meditation mit den Symbolen und Mantras, Handauflegen als Meditation, im meditativen Zustand des Reiju verweilen. Nach langer Meditationspraxis erscheint uns dann die Helligkeit des vollen Mondes, unseres Wahren Selbst. Reiju ist nur ein erster Fingerzeig auf unser Wahres Selbst, das wahre Erinnern kommt dann durch unsere persönliche Meditationspraxis.

Während oder nach einem Reiju werden Leute gelegentlich dadurch abgelenkt, dass sie Farben sehen oder Visionen erleben. Es ist wichtig, sich daran zu erinnern, dass solche Visionen nicht das eigentliche Ziel eines Reiju sind. Mit meinen Schülern erlaube ich mir gern den Scherz, dass es ziemlich einfach sei, Visionen von Sternen zu haben. Schlag dem Schüler beim Reiju einfach auf den Kopf - er wird tagelang Sterne sehen! Es ist auch ganz simpel, Energie während eines Reiju spürbar zu machen: Schließe Deinen Schüler einfach an die Steckdose an, und er fühlt jede Menge Energie!

Unsere Gedanken darauf auszurichten, Energie fühlen zu wollen, heiße Hände zu bekommen oder Visionen zu haben ist nichts anderes als eine Falle unseres verblendeten Geistes. Statt physischer oder psychischer Phänomene des Reiju sollte das wahre Ziel sein, die Lebensregeln in allem, was wir tun, zu verwirklichen. Natürlich ist es viel verlockender, Sterne zu sehen oder Energien zu spüren, das fasziniert viele Leute weitaus mehr als die Lebensregeln, der eigentliche Kern der Lehre. Mehr noch, wenn der Lehrer selbst nicht die Lebensregeln beherzigt, wie sollte er da noch seinen Schülern einen Zugang vermitteln können? Wie gesagt, ich kann keinen Tee anbieten, den ich nicht habe. Daher könnten wir also sagen, in der Essenz besteht Reiju darin, den Geist der Lebensregeln direkt zu erfahren. Wenn wir bei einem Reiju von der Erwartung abgelenkt werden, irgendetwas sehen, fühlen, hören, riechen zu wollen, machen wir aus einer spirituellen Segnung etwas banal Weltliches. Eine echte spirituelle Segnung ist immer mit unserem Herz/Geist, unserem Wahren Selbst verbunden.

Damit Reiju zu einer spirituellen Segnung werden kann, müssen wir mit Geist, Körper und Rede im Gleichgewicht sein. Der Lehrer sollte geistig mit den Lebensregeln eins sein, körperlich aufgeschlossen und durchlässig, energetisch wie ein ruhiger See. Auch mit Geist, Körper und Energie des Schülers sollte es sich so verhalten. Wir sollten Reiju in dem Bewusstsein (oder Gedanken) ausführen, dass der Schüler das erhält, was er braucht. Mit unserem Körper vollführen wir das physische Ritual. Mit unserer Sprache (oder Energie) können wir den Schüler anleiten, das Reiju in der bewussten Absicht entgegenzunehmen, dabei zu bekommen, was er braucht. Dies betrifft auch seine Gedanken. Seine Körperhaltung sollte nicht schlaff sein, sondern aufrecht und offen. Seine Energie sollte so sehr wie möglich wie der ruhige See sein. Nun sind Geist, Körper und Energie des Schülers beteiligt, das heißt, er hat die Möglichkeit, mit Geist, Körper und Energie des Universums zu verschmelzen.

Warum habe ich oben das Bild von einem ruhigen See verwendet? Das Bild vom See ist eine weitere Metapher für ein Reiju. Ein ruhiger See gleicht einem Spiegel, und ein Spiegel kann alles widerspiegeln. Allerdings kann ein Spiegel nicht beurteilen und in Schubladen denken, er reflektiert einfach nur. Deshalb können wir das Reiju auch als einen klaren Spiegel betrachten, den der Lehrer dem Schüler entgegenhält, sodass dieser sein Wahres Selbst erkennen kann. Damit der Spiegel des Lehrers klar ist, sollte er die Essenz der Lehre in ihrer Tiefe erfasst haben und sie praktizieren, andernfalls wäre es ein „Beurteilungs- oder Schubladen-Spiegel". Der Schüler muss dabei ungetrübt in den Spiegel schauen, andernfalls fängt auch er an, zu beurteilen und in Schubladen zu denken. Wenn das Reiju uns einen Blick auf unser Wahres Selbst werfen lässt, können wir uns im Alltag wieder und wieder daran erinnern. Je mehr wir uns daran erinnern, desto eher werden wir unser Wahres Selbst verkörpern.

Kapitel 17

Woher stammt Reiju?

Reiju ist keine Einzigartigkeit in Mikao Usuis Lehre, es lassen sich viele Ähnlichkeiten zu Initiationsriten in anderen esoterischen Traditionen Japans finden. Das erste Kanji im Wort Reiju ist Rei (霊), das auch Regen symbolisiert und wir noch genauer in späteren Kapiteln untersuchen werden. Regen oder Wasser spielt eine große Rolle in japanischen Initiationslehren. Die alte Sanskritbezeichnung für Initiation lautet Abhisheka. Dieses Wort wird manchmal noch von älteren Lehrern und in alten Handbüchern in Japan verwendet. Das japanische Wort für Abhisheka ist kanjo (灌頂), und es bedeutet aus der Höhe herabfließen, besprenkeln des Kopfes mit Wasser und Zeremonie zur Weitergabe mystischer Lehren.

> Ich empfing dann das fünffache Abhisheka und wurde über die Gnade der Drei Geheimnisse [sanmitsu] belehrt.
>
> – Kukai, in Richard Bowring, *The Religious Traditions in Japan*

Wie wir sehen, werden Reiju und Abhisheka mit der gleichen Bildsprache beschrieben. Beim Reiju ergießt sich spiritueller Regen über die Köpfe von Schüler und Lehrer. Das erste Kanji von Reiju und Reiki stellt das bildlich dar. Solche Aspekte helfen uns, Usuis Lehre besser zu verstehen, was wiederum dazu beiträgt, eine klarere Vorstellung von der Reise zur Wiederentdeckung unseres Wahren Selbst zu gewinnen. Manchmal waren diese Rituale physischer Natur, andere Male dagegen nur von Geist zu Geist (jap. *ishin kanjo*) ganz ohne äußerliches Ritual oder Visualisierungen. Dies hing in erster Linie vom Lehrer ab, aber auch vom Schüler. Wenn der Schüler eine eher physische Form für sein Fortkommen benötigt, wäre eine Geist-zu-Geist-Initiation, selbst wenn der Lehrer diese ausführen kann, nutzlos für den Schüler, der dafür noch gar nicht reif ist. Und natürlich kann ein Lehrer die Geist-zu-Geist-Initiation nur dann durchführen, wenn er einen großen Teil seines Wahren Selbst bereits wiederentdeckt hat. Wie zuvor erwähnt, wird gesagt, Mikao Usui hätte seinen Schülern lediglich direkt gegenübergesessen und die Geist-zu-Geist-Initiationen vollzogen.

> Es gibt eine profunde Initiation, die in allen Schulen des esoterischen Buddhismus und des Shugen gebräuchlich ist: eine Initiation durch Herz/Geist, genannt ishin kanjo. Diese Initiation kann überall stattfinden, nichts Äußerliches wird dafür gebraucht. Es ist eine Initiation jenseits von Raum und Zeit, die nach langer asketischer Übung des Praktizierenden erfolgt an einem Ort, den nur die Buddhas kennen. Diese Initiation, die eine einfache Initiation an Bedeutung weit übertrifft, schafft eine tiefe und enge Verbindung zwischen dem Schüler und dem Meister der Linie.
>
> – Rev. Kuban Jakkoin

Mikao Usui hatte diese Form intensiver asketischer Übungen auf dem Berg Kurama praktiziert und war deshalb in der Lage, Geist-zu-Geist-Initiationen durchzuführen. Lass mich noch einmal betonen: Diese Form von Initiation kann nur von jemandem gegeben werden, der schon eine sehr direkte Erfahrung des Wahren Selbst hat.

Ein anderes japanisches Wort für Initiation ist Kaji (加持), übersetzt mit Ermächtigung, Segen, Gnade oder Übertragung der Kraft Buddhas an fühlende Wesen. Das Kanji ka kann „an sich ziehen" bedeuten, während das Kanji ji „halten" bedeutet. Man könnte also sagen, kaji bedeutet „die Kraft Buddhas an sich ziehen und bei sich behalten". Der namhafte Shingon-Geistliche Ryuko Oda erklärt Kaji als „Übertragung von Buddhas Kraft oder Gnade, die zu heiligem Frieden und zur Stärkung der Lebenskraft inspiriert". Das erinnert sehr an das, auf was Mikao Usui versuchte hinzuweisen. Allerdings scheint sich die zeitgenössische Entwicklung ziemlich weit von dieser Auffassung entfernt zu haben.

Wir können nur dann mit der Gnade Buddhas arbeiten, wenn wir unsere Buddha-Natur oder unser Wahres Selbst in uns selbst entdeckt haben. Noch einmal, ich kann keine Tasse Tee anbieten, die ich nicht habe. Dieser Buddha in kaji ist Dainichi Nyorai, und Dainichi Nyorai ist mit dem Dai Kōmyō verbunden. Aus japanisch-esoterischer Perspektive ließe sich sogar sagen, wenn wir die Reiki-Lebensregeln verinnerlicht haben, dann verkörpern wir auch Dainichi Nyorai.

> Dainichi Nyorais Teilnahme an der Welt wird so verstanden, dass seine Gnade (Kaji) im Übenden bewirkt, hier und jetzt an Dainichi

> Nyorai selbst teilhaben zu können.
> – David Edward Shaner, *The Bodymind Experience in Japanese Buddhism*

Bemerkenswert ist, dass, als ich einmal ein Kaji von einem Shugendo-Priester erhielt, dieser sich dabei auf die gleichen Punkte konzentrierte wie beim Reiju, das ich aus Mikao Usuis Tradition kannte. Das Kaji-Ritual selbst war ein wenig anders, aber ich konnte eine deutliche Ähnlichkeit feststellen. Hiroshi Doi erklärte, er habe etwa vier leicht unterschiedliche Reiju-Rituale bei traditionellen Lehrern aus Mikao Usuis Linie gesehen. Es ist also nichts Ungewöhnliches, dass es unterschiedliche Formen des Kaji gibt, abhängig von Linie, Tradition und Lehrer.

> Mikkyo befasst sich am häufigsten mit den vier Punkten Herz, Stirn, Hals und Schädeldecke (in traditioneller Reihenfolge), aber es entstanden viele Variationen.
> – Taiko Yamasaki, *Shingon Japanese Esoteric Buddhism*

Einige andere im Mikkyo überlieferte Punkte sind Stirn, rechte Schulter, linke Schulter, Herz und Kehle. Diese Punkte ähneln denen, auf die sich Mikao Usui bei seinen Heilsitzungen konzentrierte:

zento bu: Stirn
sokuto bu: beide Seiten des Kopfes/Schläfen
koutou bu: Hinterkopf und Stirn
enzui bu: Nacken (Hals)
toucho bu: Schädeldecke

Dies ist einer der Gründe, warum es zu Mikao Usuis Zeiten keinen Unterschied gab zwischen seinem Reiju und seiner Heilsitzung. Beide waren ein und dasselbe. Allerdings änderte sich das, als er Schüler zu unterrichten begann, die mehr an Handheilung als an der Wiederentdeckung ihres Wahren Selbst interessiert waren, wie etwa Dr. Hayashi.

Diese behandelten Punkte haben bestimmte Zuordnungen, beispielsweise die fünf Sinne, bestimmte Buddhas etc. Einige dieser fünf überlieferten Punkte bei einem Kaji haben eine Beziehung zu den Lebensregeln. Sie werden Unwissenheit und Verblendung, Wut und Hass,

Stolz und Gier, Lust und Begierde, Eifersucht und Angst zugeordnet. Auf diese Weise kann ein Reiju uns helfen, die Lebensregeln zu verkörpern.

> Das heißt, bei diesen Initiationsriten wurden nicht allein die Ideen ursprünglicher Erleuchtung übertragen, sondern in Struktur, Ikonografie und rituellen Gesten ausgedrückt.
>
> – Jacqueline Stone, *Original Enlightenment and the Transformation of Medieval Japanese Buddhism*

Das Wichtigste beim Kaji, Kanjo und Reiju ist aber nicht das physische Ritual selbst, sondern der Geisteszustand des Ausführenden. Wenn der Geisteszustand des Einweihenden nicht in der richtigen Verfassung ist, dann ist das ganze Ritual nichts anderes als eine mechanische Prozedur. Ein Reiju, ebenso wie ein Kaji oder Kanjo, sollte so weit wie möglich aus unserem Wahren Selbst heraus ausgeführt werden. Deshalb lehrte Mikao Usui das Dai Kōmyō nur gewissenhaften Schülern, wenn diese dazu reif genug waren.

> Für die Kaji-Praxis war es am allernotwendigsten, ein friedvolles Gemüt und innere Reinheit zu entwickeln, und nicht etwa die Fähigkeit, „Kräfte" zu demonstrieren.
>
> – Ryuko Oda, *Kaji: Empowerment and Healing in Esoteric Buddhism*

Wenn ein Reiju, Kaji oder Kanjo aus diesem Geisteszustand heraus ausgeführt wird, ist das nicht allein eine Initiation, sondern gleichermaßen eine Heilung. Beides ist eins, weil - wie hier schon mehrfach angesprochen - echte Heilung in unserem Geist stattfindet. Allerdings änderte sich das, als Dr. Hayashi seinen Unterricht mehr und mehr auf den körperlichen Aspekt von Heilung ausrichtete, nicht mehr auf den Geist.

> Geistiges Heilen, Kaji, ist im esoterischen Buddhismus keine heilkundliche Übung. Zweck und Ziel ist der geheiligte Frieden des Geistes.
>
> – Ryuko Oda, *Kaji: Empowerment and Healing in Esoteric Buddhism*

Langsam verstehen wir also, dass Mikao Usui sein Reiju aus überlieferten

Formen esoterischer Schulen Japans ableitete. Ich glaube, Mikao Usui wollte diese esoterischen Lehren durch Vereinfachung zugänglicher machen, sodass wir alle unser Wahres Selbst wiederfinden können. Bei genauerer Betrachtung von Shugendo, Shingon, Tendai und Mikkyo lässt sich erkennen, woher Mikao Usuis Ideen und Praktiken stammen. Dies ist einer der Gründe, warum ich mich von traditionellen japanischen Geistlichen unterweisen lasse: Ich möchte ein klareres Bild von dem gewinnen, was Mikao Usui selbst praktizierte und auf welche Lehren und Philosophien er seine eigene Lehre gründete. Es gäbe noch viel mehr über Reiju und dessen Hintergründe zu sagen, aber dies ist meinen Schülern vorbehalten, insbesondere denjenigen, die sich mit mir auf eine lang währende Übungs- und Ausbildungzeit einlassen wollen. Einige Dinge kann man nicht aus Büchern lernen.

Kapitel 18

Reiju geben und empfangen

Im Kanji des Wortes Reiju finden sich Hinweise darauf, wie eine spirituelle Segnung empfangen und erteilt werden sollte.

(霊授) Reiju

Wie man gibt - 霊 Rei

Die Grundbedeutung von 霊 Rei ist spirituell, aber einen tieferen Sinn erhält dieses Kanji, wenn wir es als Abbildung eines Schamanen sehen, der um Regen bittet, und der Regen einsetzt. In den spirituellen Lehren Japans wird das Bild vom fallenden Regen oft verwendet, um bestimmte Aspekte einer Lehre darzustellen. Der erste Aspekt stellt heraus, dass der Regen, der da herabfällt, sozusagen ein einziges Aroma hat, von einheitlichem Geschmack ist. Dies soll bildhaft auf das Wesen des Universums verweisen, das ebenfalls diesen einen Geschmack hat - seine non-duale Natur. Der zweite Aspekt verdeutlicht, dass der Regen nicht darüber urteilt und befindet, ob ein Baum, ein Strauch, eine Blume, ein Feld, ein Wald ihn wirklich nötig hat. Es regnet einfach, und alle nehmen sich so viel davon, wie sie jeweils brauchen. Lass es regnen, Dein Schüler oder Klient nimmt sich ganz von selbst seinen Teil. Das ist das Geheimnis beim Reiju: nicht urteilen und bewerten, nur offen sein und es regnen lassen. Dann wird das Reiju im Geiste der Lebensregeln und des Dai Kōmyō herausgegeben, aus unserem Wahren Selbst.

> Unser Tun sollte dem Regen gleichen. Er fällt einfach. Er fragt nicht: „Mache ich einen schönen Klang da unten?“ Oder: „Freuen sich die Pflanzen, wenn ich komme? Werden sie dankbar sein?“ Der Regen fällt einfach, ein Regentropfen nach dem anderen. Millionen und Milliarden von Regentropfen fallen ganz einfach. Das ist das offene Geheimnis des Zen.
>
> – Jakusho Kwong, *No Beginning, No End: The Intimate Heart of Zen*

Wenn wir nicht aus diesem Bewusstsein heraus handeln, vollziehen wir nicht wirklich eine spirituelle Segnung oder Widmung; wir veranstalten lediglich ein geistloses Ritual. In Japan wird so etwas ein „hohles Ritual" genannt, weil dabei alles ohne Geist und ohne unser Wahres Selbst geschieht.

Wie man empfängt - 授 Ju

Ju 授 bedeutet: erhalten, überlassen, geben, vermitteln, anweisen, gewähren, anbieten, investieren, segnen.

> Ju ist ein sehr gutes Wort. Mit Ju wird vieles gleichzeitig ausgedrückt: schneiden, öffnen, leeren, empfangen.
> – Jakusho Kwong, *No Beginning, No End: The Intimate Heart of Zen*

Das Kanji von Ju enthält das Geheimnis, in welcher Haltung man empfangen soll. Um wirklich etwas aufnehmen zu können, müssen wir leer und offen sein. Ich mag Ju als Schnitt übersetzen, denn erst nachdem wir etwas weggeschnitten haben, sind wir in der Lage, auch etwas empfangen zu können. Doch was genau sollen wir wegschneiden? All unsere Anhaftungen, unsere vorgefassten Meinungen, in anderen Worten unser Ego, das „Ich". Wenn das „Ich" uns nicht mehr im Weg steht, sind wir völlig leer und offen und damit ein vollkommenes Gefäß. Wir können nichts empfangen, wenn wir mit allem Möglichen beschäftigt sind, voller vorgefasster Erwartungen, was wir alles erleben müssten: Farbvisionen, Energiewahrnehmungen, heiße Hände ... all dies steht unserer Empfänglichkeit entgegen. Aber wenn wir uns in Meditation üben, können wir zu leeren Gefäßen werden und so wirklich etwas empfangen.

> Um etwas erhalten zu können, musst Du zuerst von allem lassen, sogar von dir selbst, der empfangen möchte. Vergangenheit, Gegenwart - ja, auch die! - und Zukunft, lass alles gehen. Dann ist Empfangen wirklich möglich.
> – Jakusho Kwong, *No Beginning, No End: The Intimate Heart of Zen*

Deswegen ist es wichtig, den verborgenen Sinn im Kanji Reiju zu verstehen und umzusetzen. Mit solch einer Erfahrung von Rei und Ju vermögen wir es als Lehrer, es einfach regnen zu lassen, und als Empfänger, völlig leer und offen zu sein. So geschieht eine echte spirituelle Segnung: Reiju.

Natürlich gilt die Einstellung auch für das Heilen durch Handauflegen. Sind wir voll mit vorgefassten Ideen, ist unser „Ich" im Weg und wir können nicht wirklich empfangen. Wenn wir anderen die Hände auflegen, aber immer noch Dinge beurteilen und kategorisieren, lassen wir es nicht einfach regnen. Ich persönlich liebe ja die Art, wie Mikao Usui diese Wort wie Reiki und Reiju benutzte, um darauf zu verweisen, was er zu lehren beabsichtigte.

Kapitel 19

Was ist echtes Geben und Nehmen?

Wir verwenden oft das Wort „geben", wenn wir über ein Reiju oder das Auflegen der Hände sprechen. Aber was ist echtes Geben? Und was ist Geben im Sinn der Lebensregeln? Es bedeutet, dass wir ohne Ärger geben und ohne Sorgen, in Treue zu unserem Weg und unserem Sein und im Geist des Mitgefühls.

Meistens geben wir nicht auf diese Weise, wir knüpfen Bedingungen an unsere Gabe, und wir erwarten, etwas zurückzubekommen. Nachdem wir ein Reiju gegeben haben, wollen wir gern hören, wie schön es war und welche Art von erstaunlichen Erfahrungen unser Schüler dabei gemacht hat. Und wenn eine solche Rückmeldung nicht erfolgt, machen wir uns entweder Sorgen, dass das Reiju nicht funktioniert hat, oder wir werden ärgerlich. Das Gleiche gilt auch für Heilsitzungen und für den Unterricht.

Deswegen mögen viele von uns auch keine genaueren Nachfragen von Schülern. Wir befürchten, dass sie nicht glauben mögen, was wir lehren, oder uns macht der Gedanke nervös, dass sie womöglich auf die Idee kommen könnten, dass wir selbst nicht ganz richtig verstanden haben, was wir da unterrichten. Mitgefühl ist das Schlüsselwort in den Lebensregeln, das uns helfen kann zu begreifen, was echtes spirituelles Geben bedeutet. Wenn wir aus echtem Mitgefühl geben, sind daran keine Bedingungen geknüpft. Wir erwarten dann nicht, etwas wiederzubekommen, wenn wir etwas gegeben haben: kein „Danke", keine Berichte darüber, was jemand gesehen oder gefühlt hat, gar nichts. Wenn so etwas geschieht, ist das in Ordnung, aber wenn es nicht geschieht, ist das genauso in Ordnung. Das ist dann echtes Geben, weil das „Ich" oder das Ego nicht involviert ist.

Wie können wir wirklich mitfühlend sein, wenn unser Ego beim Geben seine Finger im Spiel hat? Das ist unmöglich. Selbst wenn wir nie selbst erfahren haben sollten, was es bedeutet, das „Ich" loszulassen, könnten wir uns in einem ersten Schritt wenigstens um ein intellektuelles Verständnis bemühen. Ist auch das nicht möglich, ist es besser, gar kein Reiju zu geben, keine Heilsitzung und auch keinen Unterricht. Wenn wir uns vom „Ich" verabschiedet haben, gibt es kein „Mein" mehr und es gibt dann auch kein „Dein". In Wirklichkeit ist da kein „Ich", und es gibt nichts zu geben, was mir gehört - und es gibt auch kein „Du", das etwas empfängt. Das bedeutet es, aus echtem Mitgefühl heraus zu geben und den Geist der Lebensregeln zu verstehen.

> Wir sagen, dass Geber, Empfänger und die Gabe selbst leer und friedvoll sind. Dies ist unser Standard bei der Dana Paramita [Vollkommenheit des Gebens]: Der Gebende ist leer vom Selbst, der Empfänger ist leer vom Selbst, die Gabe ist leer vom Selbst. Schlicht selbstlos. Ohne diese Weisheit ist Geben ein Egotrip. Wie können wir einen Lebensstil entwickeln, bei dem es wichtiger ist, anderen zu nutzen, als unsere eigenen Interessen zu verfolgen? Vollkommenes Geben geschieht aus der Einsicht, dass da niemand ist, der etwas besitzt, und dass es nichts zu besitzen gibt. Wenn wir das verstehen, geben und nehmen wir ohne irgendeinen Gedanken an Gewinn oder Verlust.
> – Roshi Wendy Egyoku Nakao, *Dharma Talk – "The Practice of Unsurpassable Giving"*

Mit dem Wort „geben" ist das so eine Sache. Stell Dir vor, Du hättest irgendetwas in der Hand und würdest es jemandem geben. Hälst Du danach immer noch irgendetwas in Deiner Hand, oder ist sie leer? Deine Hand ist leer. Vom Standpunkt des „Ich" und des Ego aus fühlen wir uns dann so, als fehle uns etwas, wenn wir etwas gegeben haben. Darum sind manche Praktizierende oder Lehrer erschöpft nach einer Heilsitzung, einem Reiju oder dem Unterricht. Sie haben das Gefühl, etwas gegeben zu haben, und nun haben sie nichts mehr. Aber wenn wir im Geist der Lebensregeln handeln, vor allem aus echtem Mitgefühl und aus der Einsicht, dass Gebender, Gabe und Empfänger leer sind, dann brauchen wir keine Erholung von Heilsitzungen, Reijus oder dem Unterricht. Diese Form des Gebens erschöpft sich nie.

> Dana Paramita [Vollkommenheit des Gebens] ist mit der Mahnung verbunden, die „drei Arten von Reinheit" zu bedenken. Im Buddhismus geschieht echtes Geben im Bewusstsein, dass es da weder Gebenden, Gabe noch Empfänger gibt. Anhaftungen aller Art - an

> das eigene Selbstbild als Wohltäter, an den Wert des Geschenks oder an Anerkennung vonseiten des Empfängers - machen den reinen Akt des Gebens zunichte.
>
> – Taitetsu Unno, *Shin Buddhism: Bits of Rubble Turn into Gold*

Üblicherweise sagen wir: „Ich werde ein Reiju geben, und Du wirst es empfangen." Wir haben uns nun mit verschiedenen Ideen zu echtem Geben befasst, aber was bedeutet echtes Empfangen? Das englische Wort „receive" für „empfangen" leitet sich ab vom französischen Wort receivre, das wiederum von dem lateinischen Wort recipere = zurücknehmen abstammt. Was nehmen wir zurück? Bei einem Reiju erhalten wir unsere eigene Kraft zurück, unser eigenes Großes Helles Licht. Wenn wir unsere eigene Kraft wiederbekommen, stehen wir wieder in unserem eigenen Großen Hellen Licht, unserem Wahren Selbst. Oft delegieren wir unsere Kraft an einen Lehrer oder an jemand anders, und dabei verlieren wir unsere eigene innere Stärke. Aber mit einem echten Reiju erhalten wir diese Kraft zurück, wir nehmen zurück, was schon immer zu uns gehörte. Dies ist echtes Empfangen. Das - nicht zu vergessen - gilt selbstverständlich genauso für das Heilen mit den Händen!

Kapitel 20

Spiritueller Regen

Es regnen lassen zu können ist ein wirklich wichtiger Teil der Lehre. Erinnere Dich, Mikao Usui wählte das Wort Reiki für seine Heilmethode. Das Rei im Wort Reiju ist identisch mit dem Rei im Wort Reiki. Mit der Verwendung dieses Kanjis unterstreicht Mikao Usui, wie seine Lehre zu verstehen sei. Das Kanji soll uns auf die Art und Weise hinweisen, wie ein Reiju oder eine Heilsitzung richtig ausgeführt wird. Dieses Kanji ist nicht nur im Namen seiner Lehre enthalten, es ist selbst schon eine Lehre. Schauen wir uns also noch genauer an, was uns das Wort Reiki, als Wegweiser verstanden, zu sagen hat.

Die alte Version des Kanji von Rei 靈, die vor 1940 gebräuchlich war, zeigt drei kleine Schalen oder Becher in einer Reihe. Diese drei Schalen werden meist als Trinitätssymbol gedeutet. Damit könnte die Trinität von Vater, Mutter und Kind gemeint sein oder auch die von Erde, Himmel und Einheit mit allem. Aus Sicht der esoterischen Schulen Japans könnte damit auch auf die dreifache Natur Buddhas (Trikayalehre) verwiesen werden. Hier lässt sich wieder ein Zusammenhang finden zwischen dem Wort Reiki und den Qualitäten der Mantras der zweiten Reiki-Ausbildungsstufe Okuden. Das andere Bild im Kanji Rei stellt einen Schamanen dar, der um Regen bittet. Wir haben uns zwar damit schon in vorigen Kapiteln beschäftigt, aber im Rei liegt ein so wesentlicher Bestandteil der Lehre verborgen, dass ich noch einmal darauf zu sprechen kommen möchte.

Regen nährt unseren Planeten. Die uns bekannte Welt kann nicht ohne Regen existieren. Im Kanji Rei fällt dieser nährende, lebensfördernde Regen in die drei Schalen. Das kann man als Bild für die Einheit dreier grundlegender Faktoren verstehen: Der Praktizierende oder Lehrer (Schamane) verbindet sich mit der Energie (Regen), und wenn diese Energie herabströmt, nimmt der Klient oder Schüler sie auf, ganz nach seinem Bedarf. In der Sichtweise des japanischen Reiki wird dieser Bedarf beschrieben als ein energetischer Vorgang innerhalb einer Person, bei dem die Elemente Erde, Himmel und Einheit - also die drei Schalen – mit allem ins Gleichgewicht gebracht werden.

Stell Dir nun einen Garten mit hohen Bäumen vor, voller bunter Sommerblumen, mit Sträuchern und einer schönen saftigen grünen Wiese. Und nun beginnt es zu regnen. Zuerst fallen nur wenige große Tropfen auf Blätter, Gras und Blüten. Und dann gießt es richtig. Regen hat nur einen Geschmack - den von Regen. Und der Regen macht keinen Unterschied zwischen Bäumen, Blumen, Sträuchern und Gras, er bewertet nicht. Der Regen denkt nicht: „Diesem hohen Baum da werde ich ein bisschen mehr geben, für diesen kleinen Grashalm da langen schon ein paar Tropfen." Es regnet einfach. Der hohe Baum, die Blume, der Strauch und der Grashalm nutzen den Regen ganz nach Bedarf und Aufnahmekapazität - und nicht etwa, weil der Regen ihnen vorschreibt, was und wie viel sie bekommen dürfen. So eine Situation ist sehr gesund und natürlich.

Wenn wir eine Behandlung oder *Reiju*/Initiation/Einstimmung durchführen, sollten wir uns genauso verhalten. Der Praktizierende oder Lehrer muss um Regen „beten". „Beten" ist in diesem Sinne zu verstehen, als eine Absicht zu fassen, und der Regen als die Energie. Die Energie, mit der wir uns als Praktizierende oder Lehrer verbinden, hat nur einen Geschmack, genau wie der Regen. Wie könnte universelle Energie, die ihrem Wesen nach nicht dual ist, mehrere Geschmäcker haben? Wenn wir sagen: „Dieses ist eine andere Art von Energie als jene", dann sprechen wir ganz bestimmt nicht von Non-Dualität - also auch nicht von universeller Energie.

> Gibt es auch viele Regentropfen, so sind doch alle aus dem gleichen Wasser.
> Lichtstrahlen gehen in alle Richtungen, und doch haben sie einen gemeinsamen Leib.
> Form und Geist dieses Einen sind unermesslich.
> Die letzte Wirklichkeit ist weit und grenzenlos.
> – Yoshito S. Hakeda, Kukai: Major Works

Nachdem wir unsere Absicht ausgerichtet haben und die Energie zu fließen beginnt, dürfen wir, genau wie der Regen, nichts bewerten oder beurteilen. Der Klient oder Schüler wird die Energie seinen Bedürfnissen und Fähigkeiten entsprechend aufnehmen, genau so wie die Bäume, Sträucher, Blumen und das Gras – nicht so, wie wir es gern hätten. Sobald eine Bewertung stattfindet, in welcher Menge ein Klient oder Schüler

Reiki nötig hat, agiert der Praktizierende oder der Lehrer nicht mehr aus Liebe und Mitgefühl und ist aus dem gesunden und natürlichen Fluss getreten. So etwas kann dem gesamten Prozess eine andere Wirkung verleihen. Während einer Behandlung könnten wir auf die Idee kommen, darüber zu entscheiden, dass eine ganz bestimmte Körperstelle mehr Energie benötigt als eine andere. Aber wer sind wir, das wirklich beurteilen zu können? Sollte nicht der Klient oder Schüler selbst entscheiden, was er braucht? Die Botschaft im Wort Reiki ermahnt uns, das „Ich", das Ego, loszulassen, und somit geht es um unser Wahres Selbst.

> Wenn Dein Geist mit nichts befasst ist, wird Dein Ch'i harmonisch und ruhig.
> Wenn Dein Ch'i harmonisch und ruhig ist, wird es aktiv und fließend, aber es hat keine feste Form, und ohne Aufwand von Kraft ist es auf natürliche Weise stark.
> – Issai Chonzanshi, *The Demon's Sermon on the Martial Arts, translated by William Scott Wilson*

Bis jetzt haben wir über Rei gesprochen, auf Regen wird aber auch im Kanji Ki verwiesen. In diesem Kanji finden wir das Wort Dunst, Dampf oder Nebel. Der menschliche Körper besteht rein physikalisch betrachtet zu etwa 60 Prozent aus Wasser. Um Wasser in Dampf verwandeln zu können, brauchen wir Feuer oder Hitze. Dieses Feuer bringt das Wasser zum Kochen, dabei entsteht Dampf. Bekanntlich muss ein Wassertopf von unten erhitzt werden – nicht etwa von oben. Auf uns selbst übertragen heißt das: Das Feuer muss aus unserem Hara kommen, unserem energetischen Zentrum unterhalb des Nabels, nicht etwa aus dem Himmel: unserem Kopf oder Herzzentrum.

Von einem gewissen Energielevel an beginnt unsere Wasserenergie, die aufgrund unseres Ärgers, unserer Sorgen, Ängste und sinnloser Anhaftungen eher gefrorenem Eis gleicht, zu schmelzen. Sie wird immer subtiler, wird zu Dampf und steigt nach und nach in uns in die Höhe. Wenn sie so weit wie möglich aufgestiegen ist, verwandelt sie sich in Regen. Dieser Regen fällt dann von unserem Kopf aus nach unten zurück in unser Hara. Dabei entsteht eine kontinuierliche Bewegung zwischen Erd- und Himmelsenergie.

Dieser Zyklus der Umwandlung von Wasser in Dampf und von Dampf in nährenden Regen hat seine Entsprechung in natürlichen Vorgängen. Das Wasser auf der Erde wird von der Sonne erwärmt, steigt auf als Dunst, bildet Wolken und fällt als Regen zurück auf die Erde und ermöglicht allem zu blühen. Wenn uns dies geschieht, fühlen wir uns ganz verbunden mit der Natur, denn wir sind ein Mikrokosmos innerhalb des Makrokosmos. Das Universum ist wir und wir sind das Universum, ohne Trennung. In vielen Traditionen wird solch ein Regen innere Freude genannt oder innere Glückseligkeit.

Die Aktivierung inneren Feuers im Hara wird durch anhaltendes Üben von Jōshin Kokyū-hō und das Rezitieren des Mantras Choku Rei erleichtert. Wenn wir uns sehr genau auf den jeweiligen Klang der Mantras Choku Rei, Sei Heki, Hon Sha Ze Sho Nen und Dai Kōmyō einlassen, können wir nach und nach Feuer und Wasser in ihnen allen erkennen. Wie gesagt, es gibt viele verborgene Hinweise und Botschaften in jedem Werkzeug und Hilfsmittel. Unsere Aufgabe besteht darin, diese Bedeutungen wiederzuentdecken und direkte Erfahrungen damit zu machen, sodass wir als Praktizierende und Lehrer immer besser werden können.

Kapitel 21

Der Regenschirm

Grundsätzlich fällt spiritueller Regen ununterbrochen, andererseits scheinen wir ihm ständig einen aufgespannten Regenschirm entgegenzuhalten. So verhindern wir aber, dass wir mit Regen versorgt werden können. Der Regenschirm ist ein Bild für unsere Anhaftungen, Sorgen, Ängste, Unsicherheiten etc. ebenso wie die zuvor erwähnten Lampenschirme. Wie können wir unseren Regenschirm beiseite lassen, damit wir den Segen des spirituellen Regens jederzeit empfangen können? Die ersten notwendigen Schritte für so einen Prozess werden in der ersten Ausbildungsstufe, Shoden, gelehrt: die Lebensregeln und die Meditationstechnik Jōshin Kokyū-hō. Ohne diese Grundlage ist es schwierig, einen Energiefluss in Gang zu bringen, der uns zu innerem Glück verhilft. Beim täglichen Üben mit dieser Meditation wird das Hara, der Sitz unserer ursprünglichen Energie, angeregt.

Die Übungen der zweiten Ausbildungsstufe, Okuden, helfen dabei, uns weniger fest an unseren Regenschirm zu klammern. Zu Beginn wird in dieser Ausbildungsstufe mit dem ersten Symbol und/oder Mantra geübt und meditiert, das stärkt die Verbindung zwischen Erde und Hara. Nachdem eine gute Verbindung zur Energie der Erde entstanden ist, geht die Arbeit weiter mit dem zweiten Symbol und/oder Mantra, das die Energie des Himmels symbolisiert und der Kopfregion zugeordnet wird. Wenn die Energien von Himmel und Erde vollständig in Harmonie gekommen sind, tritt eine Veränderung im Energiesystem ein, die mit einem Wärmegefühl im Hara einhergeht. Die Wärme steigt dann vom Hara bis ganz hinauf in den Kopf. Dort bringt sie die Himmelsenergie zum Schmelzen, die dann durch unseren Zentralkanal hinunter in unser Herz rieselt.

Diese innere Wärme aufsteigen zu lassen wird auf Japanisch Ri Goma genannt und ist eine grundlegende Übung in allen spirituellen Traditionen Japans. Beginnt dieser Wärmeaufstieg, ist es Zeit für die Meditation mit dem dritten Okuden-Symbol und/oder Mantra, das mit dem Herz/Geist zusammenhängt. Die Energie, die vom Kopf ins Herz gelangt, rieselt dann weiter ins Hara. Mit dem gemeinsamen Erblühen der drei Energiezentren erblüht auch ein inneres Glücksgefühl. Je mehr wir üben, desto mehr breiten sich die Blüten inneren Glücks im ganzen Körper aus. Anfangs spürst Du vielleicht einen sanften inneren Wärmefluss und ein Kribbeln. Das verstärkt sich durch Meditation mit dem Meister-Symbol und/oder Mantra, und die Blüten beginnen Früchte zu bilden. Die Energie fließt nun kontinuierlich aus dem Hara zum Kopf und wieder zurück nach unten. Dieser Energiefluss ist der Regen, auf den Mikao Usui hindeutete.

> In Übereinstimmung mit den Naturgesetzen dieser gesamten Welt üben wir uns in der Entwicklung der menschlichen Spiritualität. Wenn Du von dieser Wahrheit überzeugt bist, lässt Dich Dein engagiertes Üben wieder eins mit dem Universum werden. Das Wort, das Du sprichst, und die Handlung, die Du ausübst, werden dann müheloser Ausdruck eines grenzenlosen Potenzials im Einklang mit dem Universum. Dies ist, mit anderen Worten gesagt, die wahre Natur des Menschen.
> – 会員のみに配布する霊気療法のしおり - Den Mitgliedern der Usui Reiki Ryôhô Gakkai vorbehaltener Leitfaden der Reiki Heilmethode.

Diese Art von Regen ist ein Reiju, eine spirituelle Segnung, und wird Muso-Sanmitsu Kaji genannt - eine formlose Segenshandlung in der Tradition der „drei universellen Geheimnisse". Es ist ein Geisteszustand innerer Glückseligkeit - ein Gefühl von Lebendigkeit, das tief aus uns selbst kommt. Mit anderen Worten: Wir haben das Große Helle Licht unseres Wahren Selbst freigelegt, und das erfüllt unser ganzes Wesen mit Wärme und prickelnder Energie.

Hier ein einfaches Bild, um leichter zu verstehen, was mit echter Lebendigkeit gemeint ist: Stell Dir ein Kabel vor, von dem die Kunststoffbeschichtung abgezogen wurde und das nicht an die Stromversorgung angeschlossen ist. Nichts passiert, wenn wir es berühren, da keine Energie hindurchfließt. Es ist eine tote Leitung. Doch wenn wir das Kabel in eine Steckdose stecken und es dann berühren, fühlen wir die Energie der Elektrizität sehr deutlich. Dies wird dann als lebendige Leitung betrachtet.

Um ganz lebendig zu werden, sollten wir wie solch ein Kabel sein und den steten Fluss der Energie wahrnehmen. Dieser Strom von Energie bringt allerdings zusammen mit innerem Glück auch den Wunsch hervor, der Welt zu verkünden: Ich bin am Leben! Hier ist der Haken: Wenn unsere inneren Kabel alt sind und selten gebraucht und wir uns plötzlich mit dieser grenzenlosen Stromquelle namens Universum verbinden, was wird mit den Kabeln passieren?

Hier das nächste Bild: Stell Dir ein altes Kabel vor, das Lampe und Steckdose verbindet. In der Lampe ist eine 40-Watt-Glühbirne. Jetzt schalten wir das Licht an, alles ist in Ordnung, es gibt keine Probleme. Aber wenn wir die 40-Watt-Birne durch eine 100-Watt-Birne ersetzen und dann das Licht anschalten, was passiert mit dem alten Kabel? Es wird durchschmoren, weil es eine solche Menge an Energie nicht verträgt. Dies ist ein ganz wichtiger Aspekt bei der Vermittlung der Lehre. Wir sollten nicht auf einen Schlag das Große Helle Licht unseres Wahres Selbst anschalten wollen, weil die meisten von uns körperlich und geistig nicht in der Lage wären, mit dieser Energie umzugehen. Deshalb ist das Reiki-System in drei Ausbildungsstufen unterteilt. Jede Stufe stärkt und stabilisiert Körper, Geist und Energie mehr, sodass wir eines Tages so weit sind, endlich auf den Regenschirm oder auf den letzten Lampenschirm vor unserem Wahren Selbst ganz verzichten zu können.

Je näher wir der Wiederentdeckung unseres Wahren Selbst kommen, desto mehr Regen kann fallen, und langsam werden wir dabei selbst zum Reiju. Wenn wir unseren Regenschirm wegwerfen, kann es sogar 24 Stunden am Tag auf uns regnen. Dies ist das Reiju, das Mikao Usui wirklich meinte: ein kontinuierlicher Fluss spirituellen Segens. Er erlebte es selbst bei seiner 21-tägigen Meditation auf dem Berg Kurama. All dies bringt uns nun zu Teil V dieses Buches, „Praxis" genannt. Denn allein durch Verstehen und Erfahren der Übungen kommen wir so weit, auf unseren Regenschirm ein für allemal verzichten zu können.

Teil V

Praxis

Kapitel 22

Wie lernen wir?

Bekanntlich lernen Menschen auf verschiedene Weisen, wie kinästhetisch, visuell, auditiv oder intellektuell. Auch Mikao Usui wusste das und richtete seinen Unterricht entsprechend aus. Schauen wir uns an, wie alle diese Möglichkeiten in seinem Unterricht zur Geltung kommen. Dabei ist eine nicht besser als die andere, sondern ermöglicht lediglich einen anderen Zugang. Möchte man einen Raum voller schöner Energie betreten, ist es dann von Bedeutung, ob man ihn durch die visuelle Tür, die auditive Tür, die intellektuelle Tür oder die kinästhetische Tür betritt? Natürlich nicht, solange man einfach nur in den Raum hineingelangt.

Den intellektuellen Zugang bietet uns Mikao Usui mit den Lebensregeln an; es gilt zunächst, sie intellektuell zu verstehen, bevor wir sie mit unserem ganzen Wesen verkörpern können. Wenn wir nicht einmal intellektuell verstehen, was es bedeutet, freundlich und mitfühlend zu sein, dann wird es ziemlich schwierig, das praktisch umzusetzen. Auch Lehrinhalte, die Mikao Usui nur mündlich überliefert haben soll, fallen in diese Rubrik. Oft hören oder lesen wir zunächst einen Lehrstoff, aber das langt nicht. Wir sollten ihn kontemplativ betrachten, um herauszufinden, ob er Sinn ergibt. Viele Lehrer schreiben oder sagen Dinge, die wir für ganz selbstverständlich nehmen. Ich bitte aber darum, auch nichts in diesem Buch für selbstverständlich zu halten. Untersuche, betrachte es kontemplativ und schaue, ob alles Sinn ergibt.

Ebenso reicht Kontemplation nicht aus, denn wir brauchen auch die eigene Erfahrung. Wenn ich beispielsweise sage, Cho Ku Rei sei mit der Erdenergie verbunden, kannst Du das einfach als gegeben hinnehmen, aber das ist nicht sehr weise. Du kannst Dich darauf einstimmen, was ich schreibe, und Dich fragen, ob das stimmig für Dich ist. Aber letztlich solltest Du monatelang mit dem Cho Ku Rei meditieren, um zu sehen, was Deine direkte Erfahrung damit ist. Dann und nur dann kannst Du beurteilen, ob das Gesagte stimmt oder nicht. Wenn wir Dinge nicht unmittelbar erfahren, lernen wir sie niemals wirklich kennen.

Den visuellen Aspekt in Usuis Lehre finden wir in den Reiki-Symbolen. Ursprünglich dienten sie als unterstützende visuelle Meditationsobjekte und wurden gar nicht von außen angewendet. Sie sollten dabei helfen, achtsamer zu werden und sich auf das Wahre Selbst zu besinnen. Der Schüler sollte sie während seiner Meditationssitzung immer und immer wieder im Geist zeichnen, sodass er gedanklich nicht in die Vergangenheit, Gegenwart oder Zukunft abschweifen konnte. Durch stetiges Wiederholen dieser Übung wurde er letztlich selbst zu diesem Symbol. Ein weiteres visuelles Element in Usuis Lehre finden wir in Meditationsübungen wie *Jōshin Kokyū-hō*. Dabei visualisiert der Schüler, wie helle Energie sein Hara füllt und sich durch sein ganzes Wesen weiter hinaus ausbreitet.

Warum ist es förderlich, sich selbst als Symbol zu visualisieren oder als helles Licht? Es hilft, das „Ich" loszulassen und es durch ein Symbol oder durch helles Licht zu ersetzen. Tägliche Übung lässt das ständige Greifen nach dem „Ich" weniger werden, sodass wir unser eigenes reines Potenzial, unser Wahres Selbst wiederfinden können. Erst nachdem wir unser „Ich" losgelassen haben, können wir die Lebensregeln ganz verwirklichen. Es ist das „Ich", das sich ärgert, es ist das „Ich", das besorgt und ängstlich ist. Es ist das „Ich", das uns dabei im Weg steht, mitfühlend mit uns selbst und anderen zu sein.

> Konzentration auf einen Klang oder ein Objekt fördert die Aufmerksamkeit, eine Stufe auf dem Weg zu Satori, und sich konzentrieren zu lernen ist von entscheidender Bedeutung für die Erfahrung des Satori.
>
> – H. E. Davey, *The Teachings of Tempu: Practical Meditation for Daily Life*

Das Loslassen des „Ich" war auch das Ziel der auditiven Elemente in Mikao Usuis Lehre. Es sind die Mantras, die wir ausführlich in den vorangegangenen Kapiteln besprochen haben. Das singende Rezitieren von Mantras ist äußerst heilsam und wird in allen großen spirituellen Traditionen innerhalb und außerhalb Japans geübt. Man muss ganz bei der Sache sein, wenn man ein Mantra chantet. Beim Chanten in Tagträume über Vergangenes, Gegenwärtiges oder Zukünftiges zu verfallen führt zu nichts. Ein Mantra erschließt sich nur dann, wenn wir es mit voller Konzentration permanent wiederholen - über Wochen, Monate oder Jahre. Für viele ist das Chanten spürbarer als der visuelle Zugang. Deswegen eignet es sich besonders gut für Anfänger, die meist etwas erfühlen wollen. Wenn man zu Beginn seiner

Praxis nichts spürt, kann das sehr entmutigend sein. Doch im Laufe der Zeit reift die Einsicht in uns, dass es gar nicht darum geht, etwas zu spüren, sondern darum, ein mitfühlender Mensch zu werden.

> Ein Mantra geht über alles Nationale weit hinaus.
> Es löst alle Gleichgültigkeit auf, wenn es rezitiert und meditiert wird.
> Ein einziges Wort enthält Tausende Wahrheiten.
> Man kann Sein im Hier und Jetzt erreichen.
> Gehe weiter und weiter bis ganz in die Stille.
> Weiter und weiter, bis zur ursprünglichen Quelle.
> – Yoshito S. Hakeda, Kukai: Major Works

Auch kinästhetisches Lernen ist in Mikao Usuis Lehre von Bedeutung, vor allem für Anfänger: die Hände auf den Körper zu legen oder in leichtem Abstand darüber zu halten. Wenn man einem Anfänger vorschlagen würde, gemeinsam mit seinem Klienten lediglich zusammen dazusitzen ohne irgendeine körperliche Bewegung oder Berührung, würde er das wohl ziemlich schwierig finden. Ein erfahrener Praktiker hingegen dürfte damit kein Problem haben. Deshalb hat sich das zeitgenössische Reiki mehr und mehr berührungsorientiert entwickelt. Nicht viele Praktizierende nehmen sich die Zeit, sich in die Essenz der Lehren zu vertiefen, in die Herz/Geist-Verbindung.

Es ist gut, sich daran zu erinnern, dass das Auflegen der Hände lediglich ein Hilfsmittel, ein Werkzeug ist. Wenn wir das Knie eines Klienten behandeln, wohin richtet sich dann seine Aufmerksamkeit? Auf das Knie, weil dort die Hand gespürt wird. Und wohin fließt die Energie? Auch zum Knie, denn Energie folgt der Aufmerksamkeit. Wohin gehen Aufmerksamkeit und Energie, wenn man die Hand beispielsweise auf sein eigenes Herzzentrum legt? Probiere es aus und sieh, was passiert. Unser Geist ist immerzu beschäftigt und lässt sich leicht ablenken, deswegen sollten wir uns besonders auf Hände und Körper konzentrieren. Wenn wir das immer wieder üben, kann unser Geist irgendwann über einen längeren Zeitraum fokussiert bleiben. Und nach vielen Jahren der Praxis können wir sogar ganz ohne das Auflegen der Hände auskommen. Man kann sich dann einfach in der Absicht hinlegen, sich selbst behandeln zu wollen und dabei genau das zu empfangen, was gerade für einen richtig ist, und plötzlich fühlt man sich ganz erfüllt von Energie. Man ist praktisch selbst zu den Handpositionen geworden.

Manche Schüler brauchen eine Kombination verschiedener Zugänge, andere dagegen sind mit einer einzigen Form zufrieden. Das ist ganz verschieden, je nach Charakter und Vorlieben. Am wichtigsten dabei ist, sich zu vergegenwärtigen, dass nicht die Methoden selbst zählen, sondern dass wir mithilfe dieser Methoden unsere Achtsamkeit schulen und im Laufe der Zeit unser Wahres Selbst entdecken können. Ein guter Lehrer sollte in der Lage sein, mit diesen Lern- und Übungsmöglichkeiten seine Schüler zu ihrem Wahren Selbst zu führen.

Alle oben genannten Praktiken beziehen sich auf bestimmte Hilfsmittel oder Werkzeuge: ein Mantra, eine Visualisierung, eine Atemtechnik, eine Körperhaltung, eine Lebensregel oder ein Ritual. Sie werden Praktiken mit Form (jap. Uso) genannt, weil dabei genau definierte Methoden zur Anwendung kommen. Aber diese sind lediglich Wegweiser in eine innere Verfassung, in der wir ohne jede Form (jap. Muso) auskommen können. Wenn wir einen Zustand von Muso erreichen, ruht unser Geist im Großen Hellen Licht, in unserem Wahren Selbst. Dann wird das Leben zur Meditation, und die Meditation wird zum Leben. In diesem Stadium gibt es nichts mehr zu üben, wir sind zu Reiki geworden.

> So wie die höchste Initiation keinerlei Form braucht, so ist die vollkommene Mikkyo-Praxis eine „formlose" spontane Aktivität von Weisheit, die ihren Ausdruck nicht im Ritual, sondern in der Komplexität des alltäglichen Lebens findet.
>
> – Taiko Yamasaki, *Shingon Japanese Esoteric Buddhism*

Dennoch sollten wir aber sehr vorsichtig damit sein, die Übungen mit Form über Bord zu werfen. Selbst wenn wir es bis zur formlosen Praxis gebracht haben, sollten wir Übungen mit Form weiterhin nutzen - tagesabhängig oder dann, wenn wir mit Klienten oder Schülern zu tun haben, die genau das brauchen. Wenn wir beispielsweise mit einem Klienten zu tun haben, der sich nicht in der entsprechenden Verfassung für eine Sitzung ohne Form befindet, sollten wir wieder auf die klassischen Handpositionen zurückgreifen. So gesehen ist es sinnvoll, Form und Formlosigkeit in Harmonie miteinander zu bringen.

Wenn Praktizierende ihre vielfältigen Übungen verwerfen und versuchen, in denen ohne Form zu verweilen, kann daraus nichts werden. Andererseits wären sie auch nicht erfolgreich damit, in ihren Übungen an denen hängen zu bleiben, die sich auf Form begründen.

– Kommentar zum Mahavairocana Sutra

Kapitel 23

Verschiedene Werkzeuge/Hilfsmittel - gleiches Ergebnis

Im vorigen Kapitel haben wir uns mit den verschiedenen Wegen beschäftigt, etwas zu lernen, und damit, wie Mikao Usui sie einsetzte. Aber das ist nicht alles. Er war ziemlich klug: Die verschiedenen Möglichkeiten unterschieden sich zwar äußerlich, aber sie bewirkten alle dasselbe. Lass uns das nun etwas genauer untersuchen, denn wenn wir beginnen, dies zu verstehen, können wir Mikao Usuis Lehre auf einer ganz anderen Ebene betrachten.

Schauen wir auf Hatsurei-hō, eine grundlegende Meditationsübung, die in der zweiten Ausbildungsstufe Okuden unterrichtet wird. Hatsurei-hō ist unterschiedlich übersetzt worden, im Wesentlichen geht es aber um die Besinnung auf unser Wahres Selbst. Diese Übung besteht aus drei verschiedenen Teilen:

Kenyoku-hō

1. Führe die Hände in Gasshō-Haltung zusammen, um den Geist zu zentrieren und Deine Absicht zu bekräftigen, nun diese Übung auszuführen. Dabei stehst oder sitzt Du. Nimm einige tiefe Atemzüge bis tief hinab ins Hara.
2. Lege Deine rechte Hand auf Deine linke Schulter. Atme ein und streiche beim Ausatmen diagonal von der linken Schulter zur rechten Hüfte hinunter.
3. Beim erneuten Einatmen legst Du nun Deine linke Hand auf Deine rechte Schulter und streichst beim Ausatmen diagonal von der rechten Schulter zur linken Hüfte hinunter.
4. Atme ein, lege Deine rechte Hand noch einmal auf Deine linke Schulter und streiche wieder beim Ausatmen diagonal von der linken Schulter zur rechten Hüfte hinunter.
5. Lege Deine rechte Hand auf Deinen linken, seitlich ausgestreckten und parallel zum Boden gehaltenen Unterarm. Atme ein und streiche beim Ausatmen den Unterarm entlang bis über die Fingerspitzen hinaus.

6. Lege nun Deine linke Hand auf Deinen rechten, seitlich ausgestreckten und parallel zum Boden gehaltenen Unterarm. Atme ein und streiche beim Ausatmen den Unterarm entlang bis über die Fingerspitzen hinaus.
7. Lege beim Einatmen noch einmal Deine rechte Hand auf Deinen linken, seitlich ausgestreckten und parallel zum Boden gehaltenen Unterarm. Streiche beim Ausatmen wieder den Unterarm entlang bis über die Fingerspitzen hinaus.
8. Beende die Übung in Dankbarkeit in Gasshō-Haltung.

Jōshin Kokyū-hō

1. Lege Deine Hände in Deinen Schoß, die Handflächen nach oben zeigend.
2. Spüre beim Einatmen mit jedem Atemzug die Energie, die durch die Nase eintritt; bewege die Energie und Deine Aufmerksamkeit bis hinunter ins Hara; dehne die Energie und Deine Aufmerksamkeit auf den ganzen Körper aus.
3. Dehne beim Ausatmen die Energie und Dein Bewusstsein durch die Haut über den Körper hinaus in die Umgebung aus.
4. Wiederhole die Schritte 2 und 3 bis zum Ende der Übung. Die Übungszeit kann zwischen 5 Minuten und einer halben Stunde betragen.
5. Beende die Übung in Dankbarkeit in Gasshō-Haltung.

Seishin Tōitsu

1. Fokussiere Dich, mit den Händen in der Gasshō-Haltung, auf Dein Hara. Bringe beim Einatmen die Energie in Deine Hände. Spüre, wie die Energie entlang der Arme durch den Körper hinab in das Hara fließt. Achte darauf, an nichts anderes als auf diesen Energiefluss konzentriert zu bleiben.
2. Visualisiere beim Ausatmen, wie die Energie vom Hara zurück durch den Körper über die Arme aus Deinen Händen fließt. Bleibe auf nichts anderes als auf diesen Energiefluss konzentriert.
3. Die Übung kannst Du beliebig oft wiederholen.
4. Beende die Übung in Dankbarkeit in Gasshō-Haltung.

Wenn wir uns *Hatsurei-hō* genauer ansehen, entdecken wir dabei einige ziemlich interessante Dinge. *Kenyoku-hō* ist eine einfache, aber effektive Methode, sich zu erden. Dies geschieht, wenn wir mit den Händen abwärts streichen und weil diese körperliche Berührung uns hilft, in unserem Körper zu bleiben und nicht feenhaft davonzuflattern. So lernt man, sich zu erden. Zur weiteren Vertiefung und zur Stärkung der Verbindung zur Erde üben wir *Jōshin Kokyū-hō*. Beim *Jōshin Kokyū-hō* atmen wir tief in das Hara, dies hat denselben Effekt wie die Arbeit mit dem Mantra *Choku Rei*. Einige von Mikao Usuis Schülern hatten Schwierigkeiten mit diesem Mantra, deswegen lehrte er sie *Jōshin Kokyū-hō*: eine andere Methode mit einem identischen Ergebnis. *Kokyū* bedeutet Ein- und Ausatmen. Ko bezeichnet das Ausatmen und *Kyu* das Einatmen. Wenn wir richtig atmen, atmen wir wie ein neugeborenes Baby, nämlich mit unseren Bauch. Auf diese Weise werden wir zentriert und geerdet.

Beim *Seishin Tōitsu* geht es darum, die Energie des Himmels im Hara zu verankern, dies harmonisiert Himmels- und Erdenergie. Eine der Bedeutungen von *Tōitsu* ist Harmonie, und Harmonie ist ebenso die Qualität von *Sei Heki*. Eine andere Bedeutung von *Tōitsu* ist fokussiert sein. Während dieser Übung halten wir unsere Hände in *Gasshō*, was wiederum unseren Geist auf die oberen Körperbereiche lenkt, da unsere Fingerspitzen in einer Linie mit unserer Nasenspitze sind. Der obere Teil unseres Körpers repräsentiert die Energie des Himmels (*Sei Heki*), während die Atmung in das Hara für die Erdenergie (*Choku Rei* - Fokus) steht. Geist und Körper werden auf diese Weise eins, wie man es in den Lebensregeln finden kann: *Shinshin Kaizen* - „Schaffe Harmonie zwischen Deinem Körper und Geist".

> Es ist dieser Ort und dieser Zustand des Geistes, zu dem ich gelange, wenn ich meinen Geist (seishin) sammle (Tōitsu), wenn mein Geist (seishin) eins (Tōitsu) ist. Vorbei ist es mit den unzähligen Ablenkungen, und alles, was in mir bleibt, fokussiert sich und achtet auf das Hier und Jetzt. Alles ist ausgeglichen und in Harmonie, und dies durchdringt alles.
>
> – Erik Takase, *Kampsport*, 1999 Issue

Es wird nun langsam deutlich, dass die verschiedenen Komponenten des Hatsurei-hō zwar ganz anders aussehen als die Mantras Choku Rei und Sei

Heki, aber dass sie tatsächlich Identisches bewirken! Wenn wir Hatsurei-hō in seiner vollständigen Form üben, repräsentiert das Ganze dann das Hon Sha Ze Sho Nen und lässt uns das „Ich-bin-richtiges-Bewusstsein" erfahren. Zusammenfassend lässt sich sagen, dass Hatsurei-hō eine kinästhetische und visuelle Übung ist, die genau dasselbe bewirkt wie die drei Mantras der zweiten Ausbildungsstufe Okuden. Darüber hinaus können wir auch einen Zusammenhang mit den Lebensregeln erkennen. Wenn die uns angeborene Erd- und Himmelsenergie in Harmonie sind, werden wir nicht so leicht ärgerlich oder machen uns Sorgen. Wenn wir diese Energien ganz miteinander vereinen, können wir dabei selbst zur Einheit finden, was uns wiederum befähigt, mitfühlend zu sein.

Auch die Mantras stehen in Zusammenhang mit den Lebensregeln, eigentlich dreht es sich bei beiden wieder um dieselbe Sache. Betrachten wir die Qualität von Sei Heki, welche Harmonie ist. Wenn wir in Harmonie mit dem Universum sind, was fällt von uns ab? Angst und Sorge fallen von uns ab, denn wir sind in Harmonie mit allem, was ist. Wenn wir behaupten, wir hätten erkannt, dass wir eins sind mit dem Universum, aber immer noch das Bedürfnis haben, uns zu schützen, dann ist unsere Erkenntnis lediglich intellektuell, aber nicht verkörpert. Wenn wir dagegen diesen Einklang tatsächlich verkörpern, verwirklichen wir auch die Lebensregel „Sorge Dich nicht".

> Wenn unser Geist sich ganz in Einklang mit der kosmischen Ordnung befindet, ... dann haben wir nichts mehr zu fürchten.
>
> – Taisen Deshimaru, *Mushotoku Mind: The Heart of the Heart Sutra*

Auch alle anderen Elemente von Mikao Usuis Lehre drehen sich um das Gleiche, aber darauf detailliert einzugehen, würde den Rahmen dieses Buches sprengen; ohnehin ist es besser, es in direkter Erfahrung zu suchen. Wir können nicht alles aus Büchern lernen; das hier ist gut für den Einstieg, für tiefere Einsichten lade ich zum Besuch meiner Kurse ein.

Kapitel 24

Reif genug oder noch nicht reif?

Mikao Usui hat seine Schüler je nach ihrem spirituellen Fortschritt unterrichtet, deswegen gibt es ganz unterschiedliche Ideen, Übungen und Anweisungen in seiner Lehre. Noch einmal: Nichts davon ist besser als etwas anderes, es gibt einfach nur unterschiedliche Zugänge. Wir müssen individuell den passenden für uns finden. Der könnte sich sogar im Laufe der Zeit noch ändern. Vielleicht interessierst Du Dich zunächst hauptsächlich für das Heilen mit den Händen, stellst dann aber später fest, dass Du bei der Umsetzung der Lehre mehr in die Tiefe gehen möchtest. Vielleicht kann Dir Dein aktueller Lehrer helfen, wenn er diesen Weg selbst schon gegangen ist. Aber wenn nicht, benötigst du möglicherweise einen anderen Lehrer, einen, der dir helfen kann, tiefer einzutauchen.

Das beste Beispiel, das ich Dir dafür geben kann, was es heißt, reif genug zu sein, ist das Gleichnis eines Pfirsichbaums zur Erntezeit. Sind zur Erntezeit an einem Baum alle Pfirsiche gleichzeitig reif? Nein, das ist abhängig davon, wo die Pfirsiche hängen: in der Sonne oder im Schatten, einzeln oder in einer Gruppe. Wir sind wie diese Pfirsiche am Pfirsichbaum - einige sind reifer als andere. Das ist weder gut noch schlecht, es ist einfach so, wie es ist. Nun können wir uns noch die Frage stellen, wie man am besten an die reifen Pfirsiche des Baumes kommt? Die reifsten Früchte fallen ganz von selbst herab, wir brauchen uns nur unter den Baum zu setzen und zu warten. Aber was tun, wenn kein Pfirsich herabfällt oder wir nicht die Zeit haben, lange unter dem Baum zu sitzen? Wir schütteln den Baum leicht, und schon fallen die reifsten Pfirsiche herab. Für die nicht ganz so reifen Pfirsiche müssen wir den Baum etwas heftiger schütteln. Und für die gänzlich unreifen Pfirsiche brauchen wir ein Werkzeug wie zum Beispiel eine Schere, um sie vom Ast lösen zu können.

Genau so verhält es sich mit unseren Klienten und Schülern und mit uns selbst. Einem sehr reifen Klienten brauchen wir nur einen kleinen Anstoß zu geben, damit Heilung stattfinden kann. Solch ein Anstoß könnte sein, ihn dazu zu bringen, in sich selbst die Absicht zu bekräftigen, sich heilen zu wollen, und dabei genau das zu empfangen, was dafür erforderlich ist. Mehr ist nicht nötig. Oder bei einem anderen Schüler könnte es so sein, dass alles, was wir tun müssen für ein(e) *Reiju*/Initiation/Einstimmung, wäre, einfach mit ihm zusammenzusitzen. Natürlich ist das meistens so nicht der Fall. Deshalb wurden die Praktiken und Methoden immer ausgefeilter bis hin zur Anwendung irgendwelcher Utensilien. Ebenso spielt auch sehr stark der Reifegrad des Praktizierenden oder des Lehrers eine Rolle. Wenn der Praktizierende oder Lehrer kein reifer Pfirsich ist und der Klient ebenfalls nicht, dann ist möglicherweise viel Aufwand vonnöten. Aber wenn Lehrer und Schüler beide reif genug sind, dann kann Heilung oder ein(e) *Reiju*/Initiation/Einstimmung allein dadurch stattfinden, dass man zusammen ist.

> Konfuzius sprach: „Wer mir nicht die restlichen drei Ecken zeigt, wenn ich eine Ecke aufgezeigt habe, den unterweise ich nicht länger."
> – Issai Chonzanshi, *The Demon's Sermon on the Martial Arts, translated by William Scott Wilson*

Wie werden wir selbst reif? Wie der Pfirsichbaum brauchen auch wir dafür den Regen und das Licht des Universums. Aber wenn wir uns einfach nur zurücklehnen und daran denken, dass es auf uns hinabregnen wird oder die Sonne auf uns scheint, dann wird gar nichts geschehen. Wir müssen uns aktiv auf das Universum einlassen, und deshalb sollten wir aktiv die Meditationstechniken üben, die Mikao Usui in seine Lehren integrierte. Auch deswegen werden Regen und Sonne in seinen Lehren immer wieder hervorgehoben, der Regen von Reiki und Reiju und das Große Helle Licht des Dai Kōmyō.

Aber wie schon gesagt, auch wenn es verschiedene Reifegrade gibt, unser Wahres Selbst ist immer bereit und strahlt immer hell, unabhängig von allem. Nur durch unsere Lampen- und Regenschirme haben wir unterschiedliche Grade innerer Bereitschaft.

Kapitel 25

Das Reiki-System ist Meditation

Alle Übungen innerhalb des Reiki-Systems sind Meditationspraktiken. Haben wir uns kein solides Fundament gebaut, können wir nicht mit den tiefergehenden Lehren arbeiten. Diese wären verwirrend für uns und könnten uns aus dem Gleichgewicht bringen. Das ist der Grund, warum Mikao Usui in verschiedenen Ausbildungsstufen lehrte. Alle Stufen sind wie Bausteine. Auch die Meditationsübungen innerhalb einer Ausbildungsstufe kann man als Bausteine betrachten. Aber was ist Meditation? Manche Leute sind im Unklaren, was eine Meditation wirklich ist.

Ein erstes Missverständnis ist, beim Meditieren dürfe kein einziger Gedanke in unser Bewusstsein treten. Das ist nämlich unmöglich, denn ohne Gedanken werden wir zu Zombies. Frage Dich einmal selbst – wie kann ich mich aus dem Meditationssitz erheben, ohne zuvor ans Aufstehen gedacht zu haben? Wir sind ständig mit irgendwelchen Gedanken beschäftigt, aber durch Meditation können wir lernen, nicht an ihnen anzuhaften. Anhaften ist hier das Schlüsselwort. Es ist so leicht, sich in den eigenen Denkmustern zu verfangen. In Gedanken klammern wir uns an die Vergangenheit oder an die Zukunft und selbst an den gegenwärtigen Moment. In Gedanken verheddert quälen wir uns mit Ärger, Ängsten, Sorgen und allen möglichen Anhaftungen. Wenn wir aber dessen gewahr werden, wie Gedanken aufkommen, und uns dann nicht an ihnen festhalten, sind wir frei. Die Gedanken ziehen einfach vorüber und kehren dahin zurück, woher sie gekommen sind, ohne eine Spur von Wut, Angst, Sorge oder anderen Anhaftungen zu hinterlassen. Das ist natürlich alles nicht so einfach, daher arbeiten wir zur Unterstützung mit Meditationsübungen und -techniken.

> Ich will es ganz deutlich sagen: Hab keine Angst vor abschweifenden Gedanken, verschwende keine Energie damit, sie zu unterdrücken, folge ihnen nicht und versuche auch nicht, sie abzuschütteln. Solange Du nicht in ihnen schwelgst, ziehen abschweifende Gedanken von ganz alleine weiter.
>
> – Xunyun, in Sheng Yen, *Attaining the Way: A Guide to the Practice of Chan Buddhism*

Wie Du merkst, nenne ich sie Meditationsübungen und -techniken, denn ein weiteres Missverständnis besteht darin zu glauben, es gebe lediglich eine einzige Form der Meditation, nämlich auf einem Meditationskissen zu sitzen wie ein Mönch oder eine Nonne. Meditation ist jedoch keine Körperhaltung, sondern vielmehr ein Geisteszustand frei von dualistischem Denken. Es ist eine direkte Erfahrung unseres Wahren Selbst. So wird Meditation Leben - und Leben wird Meditation. Das Wesentliche bei der Meditation ist, unseren Geist im Großen Hellen Licht des Dai Kōmyō ruhen zu lassen, denn wenn unser Geist in diesem non-dualen Zustand ruht, können wir laufen, sprechen, Auto fahren und dabei immer noch in Meditation bleiben. Dennoch ist diese direkte Erfahrung, frei zu sein von dualistischem Denken, ebenfalls nicht so einfach, deswegen verwenden wir verschiedene Meditationsübungen und -techniken. Sie können sehr unterschiedlich sein und im Sitzen, in der Bewegung oder in der Bewegung im Sitzen ausgeführt werden.

In verschiedenen Lebensphasen können jeweils verschiedene Formen wichtig werden, das hängt vom Fortschritt unserer Praxis ab. Wenn wir uns allein in Sitzmeditation üben, kann es uns sehr schwierig vorkommen, beim Laufen den meditativen Zustand der Freiheit von dualistischem Denken aufrechtzuerhalten. Aber wir sollten lernen, uns in einem non-dualen Bewusstseinszustand in der Welt zu bewegen. In dieser Haltung ein(e) *Reiju*/Initiation/Einstimmung zu geben und/oder jemandem die Hände aufzulegen, ist eine ausgezeichnete Übung, Bewegungen mit gleichbleibender Achtsamkeit auszuführen. Mit viel Übung und Ausdauer kann man lernen, sein Leben ganz in meditativer Verfassung zu leben, frei von Abhängigkeiten, frei von Anhaftungen und frei von dualistischem Denken. Ganz gleich, ob wir gehen, sprechen, unsere Zähne putzen, die Toilette benutzen, lachen, sitzen oder schlafen, unser Geist ist frei, und das ist die tiefste Meditationsform von allen.

> Echte Meditation beinhaltet, nichts zu tun und in völliger Natürlichkeit zu ruhen.
>
> – H. E. Davey, *The Teachings of Tempu: Practical Meditation for Daily Life*

In diesem Sinne sind alle Reiki-Meditationspraktiken - Lebensregeln, Atemmeditationen, Handauflegen, Symbole und Mantras und *Reiju*/Initiation/Einstimmung - Wegweiser, die uns helfen sollen, selbst zur Meditation zu werden, oder in anderen Worten: uns unseres Wahren Selbst zu erinnern.

Kapitel 26

Meditieren auf die Lebensregeln

Wie können wir mit den Lebensregeln arbeiten? Manche Lehrer meinen, man brauche sie einfach nur dreimal am Tag aufzusagen, das sei schon alles. Aber selbst wenn ich mir dreimal täglich sagen würde „Ich bin glücklich", würde ich dadurch nicht zwangsläufig zu einem glücklichen Menschen. Wäre das so einfach, wäre die Welt lange schon ein Ort ohne Ärger, Sorgen und Angst, erfüllt von Liebe und Mitgefühl. Wir müssten nur ein paar Mal am Tag sagen „Ich bin glücklich", und im Handumdrehen hätten wir die Welt verbessert. Aber natürlich weiß jeder, dass das so nicht funktioniert. Wir müssen unsere Praxis ehrlich betrachten und uns auch fragen, ob das, was uns beigebracht wurde, tatsächlich die erwünschte Wirkung hat.

> Sich an eine Definition von Wahrheit zu erinnern ist etwas ganz anderes, als sie persönlich zu sehen. Es wäre ein Verständnis aus zweiter Hand. Es wäre weder Deine Erfahrung noch Deine Erkenntnis. Ganz gleich, wie viel wir wissen und wie eloquent wir darüber auch sprechen mögen, wir geben uns doch nur mit der Beschreibung einer Sache ab, die nicht die unsere ist. Und nebenbei bemerkt, ist eine Beschreibung nicht die Sache selbst. Halten wir an bestimmten Beschreibungen oder Unterweisungen fest, sind wir oft nicht in der Lage, die Dinge richtig zu sehen, selbst wenn wir sie direkt vor unseren Augen haben. Unsere Wahrnehmung ist verstellt von Auswendiggelerntem und von Ansichten über Dinge, die wir nie selbst gesehen haben. Das ist so weit verbreitet, dass es fast schon die Regel ist.
>
> – H. E. Davey, *The Teachings of Tempu: Practical Meditation for Daily Life*

Meine drei Lieblingsübungen mit den Lebensregeln sind: wiederholen, zerpflücken und in die Luft werfen. Alle drei sind meditative Übungen. Ich empfehle, sich mit jeweils nur einer Lebensregel zu beschäftigen. Arbeite beispielsweise einen Monat lang mit „Ärgere Dich nicht" und fahre danach erst mit der nächsten fort. Auf diese Weise kommt man dem Kern der Sache näher und erfährt direkter, was „Ärgere Dich nicht" wirklich bedeutet.

Die Wiederholungsübung: Sitze in Deiner bevorzugten Meditationshaltung, mache ein paar tiefe Atemzüge, wiederhole die Lebensregel „Ärgere Dich nicht" für etwa 10 Minuten. Wenn wir etwas immer und immer wiederholen, müssen wir fokussiert bleiben auf das, was wir wiederholen, und dies hilft uns, uns nicht so leicht von Vergangenheit, Gegenwart oder Zukunft ablenken zu lassen. Sitze danach für etwa eine Minute einfach still da, sei achtsam, ob Du abgelenkt wirst oder nicht.

Die Zerpflückungsübung: Sitze in Meditation und fang an, die Lebensregel „Ärgere Dich nicht" zu zerpflücken. Stelle Fragen wie: „Wer ist es, der wütend wird? Wer ist dieses ‚Ich', das wütend wird? Kann ich dieses ‚Ich' irgendwo finden? Was geschieht, wenn ich ärgerlich werde?" Mache das für etwa 10 Minuten. Untersuche und zerpflücke alles, bis es nichts mehr zu zerpflücken gibt. Danach bleibe einfach ruhig und achtsam auf Deinem Platz sitzen.

> Im Buddhismus verwenden wir die Worte „nein" oder „nicht", um darauf hinzuweisen, dass nichts eine getrennte Existenz hat, alles miteinander verbunden ist und aus wechselseitiger Abhängigkeit entstanden ist.
>
> – Dainin Katagiri, *Each Moment Is the Universe*

Die In-die-Luft-werfen-Übung: Sitze in Meditation, nimm ein paar tiefe Atemzüge und warte, bis Dein Geist sich anfühlt wie ein ruhiger See. Jetzt wirf die Lebensregel „Ärgere Dich nicht" hoch in die Luft und lasse sie zurückfallen in den ruhigen See Deines Geistes. Welche Art von Wellen werden nun sichtbar, fühlbar, erfahrbar? Betrachte es nicht intellektuell, kategorisiere nicht, beobachte einfach. Bleibe einfach für 10 Minuten bei diesem Welleneffekt. Wenn Du Dich durch die Wellen ablenken lässt oder anfängst, an etwas anderes zu denken, nimm ein paar Atemzüge und kehre zurück zur Natur des Geistes, dem ruhigen See. Wenn wir etwas in stürmische See werfen, können sich keine Wellen bilden. Daher muss, damit diese Übung wirken kann, unser Geist wie ein ruhiger See sein.

Diese Übungen helfen uns, tiefer auf unseren Ärger, unsere Sorgen und unsere Ängste zu schauen und zu erkennen, warum wir nicht mitfühlender sind. Manche mögen sagen, dass das Wort „nicht" in den Lebensregeln „Ärgere Dich nicht" und „Sorge Dich nicht" Ärger und Sorge geradezu fördern, analog zur Geschichte vom rosa Elefanten, an den man nicht denken soll und genau deshalb an ihn denkt. Anstelle dieser Formulierung verwenden sie dann andere, wie zum Beispiel: „Ich bin freundlich" oder „Ich bin frei".

Aber tatsächlich ist es gut und richtig, dass wir uns unseren Ärger und unsere Sorgen vor Augen halten, denn nur so können wir etwas damit tun. Wenn wir nicht einmal wissen, dass Ärger, Sorgen und Angst in uns sind, wie könnten wir sie dann jemals überwinden? Einsicht in unsere inneren Angelegenheiten ist ein Muss; ohne finden wir nicht zur Weisheit, die wir brauchen, um uns an unser Wahres Selbst zu erinnern.

Für gewöhnlich gleichen wir einem Gummiboot auf dem Meer. Plötzlich hören wir ein *Pfff* und entdecken ein kleines Loch im Boot. Wir flicken es schnell und fahren weiter. Tage oder Wochen später hören wir erneut dieses *Pfff* und entdecken ein weiteres Loch im Boot. Wieder flicken wir es und machen dann wieder weiter wie bisher, bis unser Gummiboot dann eines Tages so viele Löcher und Flicken hat, dass es schwach und instabil wird. Wäre es nicht viel sinnvoller zu klären, aus welchem Grund Löcher entstehen, anstatt sie wieder und wieder zu flicken? Indem wir uns dem eigenen inneren Ärger, den Sorgen und Ängsten stellen, können wir zur Einsicht gelangen, warum wir sie überhaupt haben. Wir gehen direkt an die Ursachen, anstatt uns - weil wir womöglich den eigenen Ärger nicht wahrhaben wollen - mit einem Flickwerk aus Sätzen wie „Ich bin freundlich" zu begnügen.

> Nur durch die Konfrontation mit dem Leiden, wie es ist, und sich klar seiner Ursachen bewusst zu werden, wird es möglich, dieses zu überwinden.
>
> – Ryuko Oda, *Kaji: Empowerment and Healing in Esoteric Buddhism*

Kapitel 27

Handauflegen als Meditation

Einer der Gründe, warum Mikao Usui die Selbstbehandlung gelehrt hat, ist, dass es sich dabei um eine sehr körperorientierte kinästhetische Übung handelt. Einige seiner späteren Schüler schienen weniger an Meditationen wie Jōshin Kokyū-hō oder am Rezitieren von Mantras interessiert gewesen zu sein, weil ihre Welt sich der westlichen Kultur geöffnet hatte und von ihr beeinflusst wurde. Um diese Schüler besser erreichen zu können, führte Usui Sensei das Heilen durch Handauflegen in seinen Unterricht ein. Diese Form der Praxis entwickelte sich im Laufe der Zeit zu einer mehr und mehr äußerlichen Methode, heute haben viele von uns die innere verborgene Bedeutung (jap. *ura*) vergessen. Aber was ist die innere verborgene Bedeutung des Handauflegens? Was ist der Kern der Sache?

Das Erste, was wir fragen sollten, ist, was geschieht in unserem Geist, wenn wir uns selbst die Hände auflegen? Der Geist ist das Wichtigste beim Handauflegen. Wenn ich meinen Körper berühre, bin ich sowohl die Person, die berührt, als auch die Person, die berührt wird. Dieses Gefühl führt zum Loslassen des „Ich". Weil es schwer zu verstehen ist, dass wir gleichzeitig den eigenen Körper berühren und vom eigenen Körper berührt werden, lassen wir los. Auf tiefster Ebene kann das die Erfahrung von Non-Dualität auslösen, mit anderen Worten: Wir finden unser Wahres Selbst wieder. Das kann jedoch nur dann geschehen, wenn wir während einer Selbstbehandlung achtsam bleiben und nicht etwa dabei einschlafen. Ein zeitgenössischer japanischer Philosoph beschreibt das sehr schön in seinem Buch:

> „Obwohl ich mich, der [ebenso] berührt ist, berühre, wird diese Verdoppelung der Empfindung weiter verinnerlicht, damit ich mich selbst entdecken kann als jemand, der Berührungen bemerkt, was mich zu einer Reinigung des Gedankens einlädt, dass ich berühre."
> – Hiroshi Ichikawa: *Seishin Toshite no Shintai* [Der Körper als Geist]

Je mehr wir die Vorstellung „Ich bin es, der da berührt" hinterfragen, desto leichter können wir unser „Ich" loslassen. Das kann aber nur dann erfolgen, wenn wir beim Handauflegen achtsam sind. Es wird nicht gelingen, wenn wir dabei fernsehen oder uns anderweitig zerstreuen. Konsequenterweise kann nur dann eine Meditation daraus werden, wenn wir während einer Selbstbehandlung ganz achtsam sind. Meditation bedeutet, sich von der Vergangenheit, der Zukunft und selbst von der Gegenwart nicht ablenken zu lassen. Auf diese Weise kann auch eine nahe Beziehung zu uns selbst entstehen, weil Nähe nur in gutem Einvernehmen zweier Teile möglich ist, was in diesem Fall bedeutet: Wir können keinen Unterschied mehr feststellen zwischen dem, der berührt wird, und dem, der da berührt. Wenn ich beispielsweise einen Baum berühre und dabei eine große Verschiedenheit zwischen ihm und mir registriere, wird keine Nähe entstehen können. Wenn ich hingegen aus dem Gedanken „Ich berühre den Baum" das „Ich" und „den Baum" herauslasse, kann Nähe entstehen bis hin zu einer non-dualen Erfahrung. Je mehr wir unser „Ich" loslassen, desto leichter lässt sich dieser Zustand von Non-Dualität erreichen. Die Nähe, von der hier die Rede ist, findet sich auf den vorangegangenen Seiten über die Lebensregeln, wo ich auf das Kanji „Freundlichkeit" eingegangen bin. Sind wir freundlich zu uns selbst, kommen wir unserem Wahren Selbst nahe.

> Suzuki Roshi lehrte, dass echte Nähe bedeutet, ganz und gar durchdrungen zu sein. Eine in der Zen-Praxis verwurzelte Lebensweise, die auch im Alltag alles, was wir tun, umfasst, ohne dabei Spuren zu hinterlassen. Wenn wir Nähe auf diese Weise leben, drücken wir immer unser Wahres Selbst aus, die Ganzheit unserer ursprünglichen Natur, die weder Anfang noch Ende hat.
>
> – Jakusho Kwong, *No Beginning, No End: The Intimate Heart of Zen*

Alle Lehren Mikao Usuis, das Heilen durch Handauflegen inbegriffen, zielen auf das Gleiche, auf das Loslassen des „Ich". Nur so können wir unser Wahres Selbst entdecken. Wir könnten glauben, dass diese Form der Handheilung entwickelt wurde, um unsere körperlichen Leiden zu lindern, aber das ist tatsächlich nur ihr äußerlicher Sinn. Die innere verborgene Bedeutung ist das Loslassen des „Ich". Denn wenn wir das „Ich" losgelassen haben, dann gibt es kein „Ich" mehr, das wegen Schmerzen und Beschwerden beunruhigt ist.

Das Loslassen des „Ich" findet sich auch in der Gasshō-Haltung. Tatsächlich ist Gasshō eine Art Handauflegen bei uns selbst. Unsere Hände werden dabei in einer Gebetshaltung zusammengeführt. Die linke Hand berührt die rechte Hand und umgekehrt - der Berührende wird berührt. Auch das unterstützt uns dabei, von der Vorstellung eines „Ich" abzulassen und uns tiefer in die Geisteshaltung der Non-Dualität zu führen.

> In vielen Religionen liegt der Grund, die Augen zu schließen und die Hände zum Gebet zusammenzuführen, darin, auf diese Weise in eine Art reinen Zustand zu gelangen, in dem es keine Spaltung mehr gibt zwischen Aktivität und Passivität, zwischen Innerem und Äußerem, zwischen Subjekt und Objekt.
>
> – Hiroshi Ichiwaka, *Seishin Toshite no Shintai* [The Body as the Spirit]

Nur wenn wir die Vorstellung von Subjekt und Objekt loslassen, von berühren und berührt werden, lässt sich unser Wahres Selbst entdecken. Dies ist auch die Essenz des Handauflegens bei anderen, aber das können wir nur dann wirklich begreifen, wenn wir es schon bei der Selbstbehandlung direkt erfahren haben. Wenn wir anderen die Hände auflegen, könnten wir denken: „Ich gebe Reiki, und ich berühre meinen Klienten." Aber wenn Du Deinen Klienten berührst, wirst Du ebenfalls berührt. Derjenige, der berührt, wird zu demjenigen, der berührt wird - und derjenige, der berührt wird, wird zu demjenigen, der berührt. Für gewöhnlich sehen wir die Dinge aus einer dualistischen Perspektive, entweder berühren oder berührt werden. Für unseren verblendeten Geist ist es schwer zu fassen, dass wir bei einer Reiki-Sitzung zur gleichen Zeit berühren und berührt werden. Sich selbst gleichzeitig als Berührenden und Berührten zu verstehen führt zur direkten Erfahrung von Harmonie, der Einheit zweier dualistischer Elemente.

Im Moment hältst Du ein Buch in Händen oder ein elektronisches Gerät, mit dem man diesen Text lesen kann. Du würdest sagen: „Ich berühre mein Buch" oder „Ich berühre mein Kindle". Aber nimm Dir einen Moment Zeit und denke genauer darüber nach, denn das Buch oder das Kindle berührt Dich Deinerseits. Wenn wir das Handauflegen bei anderen aus dieser Perspektive betrachten, können wir erkennen, dass noch etwas anderes passiert. Wir beginnen zu begreifen, dass unsere Hände nur ein Anfang sind.

Wenn das „Ich" wegfällt, dann fällt auch das „Du" weg, unser Klient. Das bedeutet, wir sind jetzt einander ganz nah, begegnen uns von Herz zu Herz, von Wahrem Selbst zu Wahrem Selbst. Natürlich ist das keineswegs einfach, und deshalb unterrichtete Mikao Usui seine Schüler je nach ihrem spirituellen Fortschritt und Verständnis. Ein Anfänger macht möglicherweise keine derartigen Erfahrungen. Er muss zunächst ein solides Fundament in sich selbst schaffen. Aber ein Praktizierender oder Lehrer, der weit gekommen ist auf dem Weg zum Wahren Selbst, wird das verstehen können. Nun wird das Heilen durch Handauflegen zu einer Meditation. Jetzt würde es eigentlich genügen, einfach nur mit unserem Klienten zusammen zu sein, und wir könnten sogar unsere Hände wegnehmen.

> In Wirklichkeit haben Handpositionen eigentlich nichts mit dem tieferen Prozess der Heilung zu tun. Hände zu benutzen ist nur eine oberflächliche Möglichkeit für Anfänger, sich mit der Energie zu verbinden. Die wahre Kraft der Energie liegt in der Fähigkeit, unsere Hände komplett nebensächlich werden zu lassen und der Energie zu erlauben, durch unseren gesamten Körper zu fließen. Mehr noch, müssen wir lernen, die Energie noch tiefer, über unseren physischen Körper hinaus, durch unser Gemüt und unseren Geist fließen zu lassen.
> – Kathleen Prasad, *Reiki for Dogs*

Wenn wir das Handauflegen nicht als Meditation betrachten, könnten wir auf den Gedanken kommen, es auch beim Fernsehen zu praktizieren oder während wir uns unterhalten. Aber wenn das so wäre, warum hätte Mikao Usui dann Praktiken wie Hatsurei-hō und Jōshin Kokyū-hō gelehrt?

> *Hatsurei-hō* wurde, gestartet mit Usui Sensei, weitergegeben als eine Übung zur Selbstreinigung und zum spirituellen Wachstum, die bis zur Erleuchtung führt.
> – Hiroshi Doi, *A Modern Reiki Method for Healing*

Jōshin Kokyū-hō bedeutet „Atemtechnik zur Reinigung des Geistes". Kokyū bedeutet auch „Bewegung des Ki" und „fokussierte Kraft". Mikao Usui verweist damit also auf Geist und Fokussierung. Diese Übung führt zu einem fokussierten Geist und erfordert Konzentration und eine klare Absicht.

Wenn wir uns beim Fernsehen oder bei einer Unterhaltung zerstreuen, wird unser Ki kraftlos, weil unser Geist abgelenkt und nicht fokussiert ist. Außerdem sollten wir daran denken, dass, wenn wir während einer Behandlung fernsehen oder uns unterhalten, es dabei meist nur um Dinge geht, die auf Sorgen und Angst beruhen oder die einfach nur müßiges Geschwätz sind. Das wiederum entfernt uns von einer Geisteshaltung im Sinne der Lebensregeln.

> Bewegt sich der Geist, bewegt sich das Ki.
> – Yuasa Yasuo, *The Body, Self-Cultivation, and Ki-Energy*

Stelle Dir vor, dass Du während einer Behandlung daran denkst, anschließend für einen Chai Latte und einen Brownie in Dein Lieblingscafé zu gehen. Frag Dich selbst: Wo ist Dein Geist? Er ist im Café in der Zukunft. Und wo ist Deine Energie? Auch im Café und in der Zukunft, Du bist folglich weder konzentriert noch bei Deinem Klienten. Um wirklich bei ihm sein zu können, musst Du fokussiert sein! Dies nennt man Achtsamkeit üben. Eine der Lektionen im Kern der Reiki-Lehre ist die Achtsamkeit.

> Geist und Ch'i bestehen grundsätzlich aus ein und derselben Essenz. Wenn man sie sich getrennt vorstellen möchte, würden sie wie Feuer und Brennholz sein.
> – Issai Chonzanshi, *The Demon's Sermon on the Martial Arts, translated by William Scott Wilson*

Direkt ausgedrückt können wir sagen, unsere Energie folgt dem Geist. Um eine klare, fokussierte, aufgeschlossene und ausdehnende Energie zu bekommen, müssen wir an unserem Geist arbeiten. Nur ein wirklich weit Fortgeschrittener, der in non-dualem Bewusstsein handelt, könnte sich gleichzeitig unterhalten oder fernsehen und dennoch fokussiert bleiben. Warum? Weil so jemand die Dinge nicht einteilt in gut oder schlecht, positiv oder negativ, hier oder dort und sich nicht durch Emotionen, Zerstreuungen und Anhaftungen beirren lässt.

Handauflegen sollte eine Form der Meditation sein, in der wir achtsam und fokussiert sind. Behandlungen von anderen sollten sich aus unserer eigenen persönlichen Praxis ergeben. Je mehr Lampenschirme wir von unserem eigenen angeborenen Großen Hellen Licht wegnehmen, desto heller scheint es, und mit diesem Licht können wir anderen helfen, das ihnen angeborene Große Helle Licht zu finden.

Das spirituelle Niveau eines Praktizierenden zeigt sich unmittelbar in der Wirkung von Reiki. In gewissem Sinn ließe sich sogar sagen, desto näher jemand der Erleuchtung ist, desto stärker ist auch die Wirksamkeit von Reiki.

> Je mehr Du Reiki praktizierst, um anderen zu helfen, desto heller strahlt Dein Dir angeborenes Licht und vertreibt alle Wolken, die Deinen Geist verdecken. Ich denke, das ist die Quintessenz von Reiki.
> Takeda Hakusai Ajari

Mikao Usui hinterließ uns auch verschiedene Techniken wie das Konzept des Byōsen[9] und die Technik Reiji-hō, Hilfsmittel, die wir bei einer Reiki-Sitzung einsetzen können. Sie sollten ebenfalls als Meditationsübungen betrachtet werden, denn mit zerstreutem Geist lässt sich nicht mit ihnen arbeiten. Das Konzept des Byōsen ist eine grundlegende Methode, bei der die Standard-Handpositionen keine große Rolle mehr spielen. Reiji-hō ist mehr intuitiv, ohne zu kategorisieren, ohne ritualisierte Bewegungsabläufe; wir lassen unsere Hände von der Energie führen. Diese Methoden unterstützen uns darin, natürlicher zu agieren und unserem Weg, unserem Sein/Wahren Selbst treu zu bleiben.

> Die grundlegendste Technik im Dentō-Reiki [der Usui Reiki Ryōhō Gakkai] beinhaltet zur Durchführung einer erfolgreichen Heilbehandlung, Byōsen aufzuspüren und dann die Hände auf den betroffenen Bereich zu legen ... Verschiedene Reiki-Heiler haben dabei verschiedenartige Empfindungen in ihren Händen[10].
> – Hiroshi Doi, *A Modern Reiki Method for Healing*

9 Wortwörtlich übersetzt bedeutet Byō „krank" und Sen „Drüse". Byōsen beschreibt die Abstrahlung, Schwingung, Feldenergie, die von der Stelle ausgeht, wo sich negative Energie befindet (OD).

10 Die Empfindung auf der Handfläche eines Behandlers, wenn er die Byōsen-Stelle gefunden hat und seine Hand darauflegt, nennt man Hibiki. Hibiki kann sich in verschiedenen Empfindungen ausdrücken, unter anderem zum Beispiel heiß, kalt, schmerzhaft oder stark vibrierend. Die Emp findung ist je nach Behandler unterschiedlich.

> Wenn es mehrere Byōsen gibt, kann die als Reiji-hō bekannte Technik für mehr Effizienz eingesetzt werden. Reji-hō führt die Hände auf natürliche Weise zu den Stellen, wo eine Behandlung benötigt wird. Die ist eine sehr wichtige Technik im Dentō-Reiki [der Usui Reiki Ryōhō Gakkai].
>
> – Hiroshi Doi, *A Modern Reiki Method for Healing*

Weil Usui Ryōhō Gakkai den beiden Techniken eine große Bedeutung zumisst, erkennen wir, dass sie Vorstufen zu einer vollständig intuitiven Behandlungsform sind, die keinerlei Technik mehr benötigt, weil die Energie uns führt. Und das kann nur gelingen, wenn wir von unserem Ego ablassen. Beide Techniken erfordern Intuition, die wir aber nicht entwickeln können, wenn wir unsere Gefühle kategorisieren und in Schubladen einsortieren. Die beiden Methoden finden sich in Mikao Usuis Lehre, um unser Ego, das „Ich“, leichter loszulassen zu können. Denn es ist das „Ich“, das versucht, die Dinge zu unterteilen in heiß oder kalt, positiv oder negativ, gut oder schlecht. Echtes Mitgefühl muss nicht beurteilen und interpretieren, was wir fühlen. In echtem Mitgefühl können wir einfach nur „sein“. Wir überlassen es ganz dem Klienten zu nehmen, was er braucht. Und wir geben ihm nicht das, wovon unser Ego glaubt, dass er es benötigt. Hier eröffnet sich uns ein Raum aus frei fließender Energie und frei fließendem Geist. Das Universum urteilt nicht, es ist einfach im Fluss. Unser Wahres Selbst urteilt nicht, es ist einfach im Fluss. Wenn wir all dies in unser Handauflegen integrieren, dann wird eine Behandlung zur Meditation.

> Das allumfassende Gesetz des großen Universums und unser eigener Geist müssen fortwährend ineinander greifen.
>
> – Notiz eines Schülers von Mikao Usui in Hiroshi Doi’s Schulungsunterlage

Kapitel 28

Symbole

Bei genauer Betrachtung lässt sich erkennen, dass es in Wirklichkeit nur zwei echte Symbole in Mikao Usuis Lehre gibt, nämlich die ersten zwei. Die anderen beiden sind eigentlich Kanjis. Aber warum hat Mikao Usui diese Symbole unterrichtet? Sie waren für die eigene persönliche Meditationspraxis gedacht. Was geschieht, wenn wir unseren Geist ständig auf ein Symbol ausrichten? Wir driften nicht mehr ab in Vergangenheit, Gegenwart oder Zukunft. Ein Symbol hilft uns, achtsam bei dem zu bleiben, was wir gerade tun. Normalerweise ist unser Geist in alle Himmelsrichtungen zerstreut, aber wenn unser Geist bei einem Symbol verweilt, wird er ruhiger und ruhiger. Und wenn unser Geist in Ruhe ist, wird auch unsere Energie ruhig. Aber dafür müssen wir das Symbol wieder und wieder im Geist zeichnen. Es nur einmal zu zeichnen und dann in die Vergangenheit, Gegenwart oder Zukunft abzuschweifen wird keine Achtsamkeit aufkommen lassen. Achtsamkeit erfordert gleichbleibende Fokussierung.

Schauen wir uns das erste Symbol der zweiten Ausbildungsstufe an. Im Geiste zeichnen wir es oben beginnend zuerst horizontal nach rechts, gehen dann nach unten und visualisieren drei sich gegen den Uhrzeigersinn nach innen drehende Kreise. Wenn wir das wiederholen, wohin bewegt sich unser Geist? Auch er geht nach innen. Wo ist unser Geist normalerweise? Zerstreut in alle vier Winde. Und genauso verhält es sich mit unserer Energie. Aber wenn wir unseren Geist nach innen wenden, folgt ihm unsere Energie. Sie kehrt heim in unser Zentrum, das Hara. Durch das Visualisieren dieses Symbols werden wir also besser geerdet, zentrierter und fokussierter. Hier können wir sehen, dass dieses Symbol tatsächlich dasselbe ist wie das Mantra Choku Rei oder wie Jōshin Kokyū-hō oder wie die Meditation über die Lebensregel „Ärgere Dich nicht". Mikao Usui schuf einen Werkzeugkasten voller Techniken, aus dem er sich bedienen konnte, je nach spirituellem Fortschritt seiner Schüler und ihrer persönlichen Art, Dinge zu lernen.

Unser Geist scheint stets nach außen gerichtet zu sein, und unsere Energie folgt ihm natürlich dabei. Das bedeutet aber, dass wir nicht so viel

Energie in uns haben, um durch schwierige Lebensphasen zu kommen, wir fühlen uns schnell verbraucht. Wenn wir sie dagegen ins Innere, unser Hara, heimholen, bekommen wir ausreichend Energie, um auch schwierige Situationen durchstehen zu können. Diese Energie im Inneren kann uns ebenso helfen, mit Leiden umzugehen, deren Quelle in uns selbst liegt. Es ist deshalb von größter Bedeutung, dass wir uns für eine längere Zeit mit dem ersten Symbol beschäftigen, bis wir eines Tages selbst zu diesem Symbol „geworden sind".

Ein anderer verborgener Aspekt dieses sich gegen den Uhrzeigersinn drehenden Symbols ist seine Verbindung zu Dainichi Nyorai und zum Dai Kōmyō. Nach Auffassung der japanischen Esoterik zielt diese Drehbewegung auf Dainichi Nyorai und das Dai Kōmyō ab, damit wir dies eines Tages verkörpern können. Yamasaki Taiko, ein Shingon-Geistlicher, schreibt in seinem Buch *Shingon Japanese Esoteric Buddhism*: „Diese [gegen den Uhrzeigersinn laufende] spiralförmige Bewegung stellt den Prozess der Vertiefung des Bewusstseins dar, der schließlich seine größte Tiefe im Zentrum bei Dainichi Nyorai erreicht." Dieses Symbol führt uns also ins Zentrum der Buddhaschaft, der Essenz der Lebensregeln!

Die Symbole haben vielschichtige Bedeutungen, aber um sie wirklich verstehen und direkt erfahren zu können, braucht es den persönlichen Unterricht eines kundigen Lehrers, der Dir ihren tieferen Sinn vollständig vermitteln kann.

> Wenn wir irgendetwas zum Objekt erheben, zu etwas, was uns äußerlich ist, werden wir andererseits damit aber von ihm bestimmt. Es spielt keine Rolle, wie klein auch immer das Objekt sein mag, das Ergebnis ist immer dasselbe: eine verblendete Sicht, eine Art Egotrip, weil auf die eine oder andere Weise das Ego involviert ist. Es ist ziemlich leicht, sich in so etwas zu verfangen.
>
> – Taizan Maezumi, *Appreciate Your Life: The Essence of Zen Practice*

Oft werden in der zeitgenössischen Reiki-Praxis die Symbole äußerlich angewendet, vor allem bei der Behandlung anderer. Aber ergibt das Sinn? Entspricht das beispielsweise dem Geist der Lebensregeln? Stellen wir uns einen Klienten bei einer Reiki-Behandlung auf der Liege vor. Auf die Schulter wird ihm das Kraftsymbol gezeichnet und auf das Herz das Symbol für emotionale Heilung. Was machen wir da eigentlich? Wir bewerten. Entspricht Bewerten dem Mitgefühl, wie es die Lebensregeln empfehlen?

Würden zwei verschiedene Leute diese Person behandeln, würden dann auch beide diese Symbole an genau derselben Stelle zeichnen? Wahrscheinlich nicht, weil jeder nach seinem eigenen persönlichen Filter bewertet. Wenn wir Bewertungen anstellen, besinnen wir uns da auf unser Wahres Selbst? Wenn wir urteilen, öffnen wir uns da dem frei fließenden Universum? Das sind treffende Fragen, denen jeder für sich selbst nachgehen sollte.

Begrenzte Kraft

Manchmal setzt der Behandelnde das Kraftsymbol beispielsweise an der Schulter ein, aber bei keiner anderen Handposition sonst. Wenn wir über diese Kraft verfügen können, warum nutzen wir sie denn dann nicht bei jeder Handposition? Angeblich wird sie ja ganz nach Intuition eingesetzt. Aber ist unsere Intuition immer richtig? Wenn wir ehrlich zu uns selbst sind, wissen wir, dass unsere Intuition nicht immer stimmt. Aber warum begrenzen wir unsere Kraft, wenn wir sie haben? Angenommen, unser Klient hätte ein Problem, das wir nicht kennen oder erfühlen, wäre es nicht besser, diese Kraft bei jeder Handposition einzusetzen? Wie auch immer, wahre Kraft liegt darin, selbst zum Symbol geworden zu sein und nicht Symbole als etwas Externes einsetzen zu müssen, denn wahre Kraft ist der reine Geist des Wahren Selbst.

> Mit dem Urteilen aufzuhören öffnet das Tor zur Weisheit.
> – Maurizio Maltese, *Zen and the Art of Self Preservation: The Strategies of the Martial Arts*

Stell Dir eine Keksdose vor, gefüllt mit zwei verschiedenen Kekssorten, eine für Kraft und die andere für emotionale Heilung. Du gibst nun Deinem Klienten einen Keks für Kraft und vier zur emotionalen Heilung. In der nächsten Sitzung fütterst Du ihn mit zwei Kraftkeksen und einem Emotionalkeks. Und Du zwingst sie dabei auch noch in seinen Mund.

Ist das heilsam, ist das mitfühlend, ist das ethisch vertretbar? Aber genau so etwas tun wir, wenn wir Symbole auf jemanden zeichnen ohne dessen Einwilligung. Denn wir fragen nicht: „Kann ich etwas hierhin oder dorthin zeichnen?" Wäre es nicht viel besser, die Kekse einfach anzubieten mit Worten wie: „Hier ist eine Dose voller Kekse. Bitte nimm Dir, was Du brauchst. Du möchtest einen, gut. Du möchtest gar keinen, auch gut." Aber wie sollten wir anbieten? Wir sollten auf eine Weise anbieten, die nicht mehr darüber befindet, was unser Klient braucht. So können wir aber nur handeln, wenn wir selbst zum Symbol „geworden" sind. Alles, was wir dann tun müssen, ist, mit unserem Klienten zusammen zu sein, und er kann sich nehmen, was auch immer er braucht, damit Heilung stattfinden kann.

Einige könnten einwenden: „Aber wir zwingen unseren Klienten doch keine Symbole und Energie auf." Doch, das tun wir. Denk darüber nach. Wir zeichnen sie links, rechts und in der Mitte, ganz nach unseren Bewertungen. Warum sollten wir nicht einfach lernen, selbst zu den Symbolen zu werden? Dann brauchen wir nicht mehr darüber zu befinden, ob wir sie anwenden oder nicht. Und wenn unsere Behandlung frei von Beurteilungen ist, sind wir viel offener für den Fluss des Universums. Genau das ist der Grund, warum die Symbole traditionell nicht für die Heilung anderer vorgesehen waren! Es waren Hilfsmittel nur für Dich, zur persönlichen Erinnerung an Dein Wahres Selbst. Und wenn wir beginnen, uns langsam an unser Wahres Selbst zu erinnern, bewegen wir uns davon weg, zu urteilen und Reiki zu geben, denn nun können wir selbst Reiki „sein".

Deshalb wird das Wort Reiju, die japanische Bezeichnung für „Initiation" oder „Einstimmung", auch mit „spiritueller Widmung" übersetzt. Wir widmen jemandem die Energie oder die Heilung, und er nimmt sich davon, was er brauchen kann. Bei einer Widmung besteht keine Notwendigkeit, etwas zu beurteilen, etwas zu zeichnen, etwas zu forcieren. Eine Widmung macht frei. Leute, die Reiki mit Tieren praktizieren oder unterrichten, verstehen genau, was ich meine, denn die meisten Tiere mögen es nicht, wenn ihnen Symbole aufgezwungen werden. Sie sind zu empfindsam und zu schlau, als dass sie unsere Bewertungen in ihre Behandlung einfließen lassen wollten. Sie weichen aus oder laufen weg. Wir Menschen aber haben uns taub gemacht mit Schichten von Lampenschirmen vor unserem angeborenen Großen Hellen Licht, deshalb können wir es nicht mehr wahrnehmen, wenn ein Praktizierender oder Lehrer bei einer Behandlung bewertet und beurteilt.

Aber wenn wir allmählich unser Wahres Selbst finden, werden wir uns dessen bewusst. Ehrlich gesagt, ich finde diesen Behandlungsstil ziemlich beklemmend. Erinnern wir uns doch an die Beurteilungen durch unsere Lehrer in der Schule, durch unsere Eltern, durch unseren Partner, durch die Gesellschaft. Wie hat sich das angefühlt? Etwa gut und heilsam, oder mochten wir es eher nicht? Denken wir daran, wie es sich anfühlt, wenn andere uns im Alltag beurteilen oder über uns richten, dann können wir besser nachvollziehen, wie es für unsere Klienten ist, wenn wir sie beurteilen. Wir meinen manchmal, dass wir mit unseren Beurteilungen dem Klienten etwas Gutes tun und dass wir ihm damit helfen, sich selbst zu heilen. Aber das ist eine ziemlich abwegige Idee. Sie entstammt dem „Ich", dem Ego.

> Wir kümmern uns um alle möglichen Sachen, und es gibt verschiedene Arten von Fürsorge. Vom gesunden Menschenverstand aus betrachtet: Ist Deine Fürsorge echte Fürsorge, dann mach weiter damit. Wenn es falsche Fürsorge ist, dann hör auf damit. Was aber macht Fürsorge richtig oder falsch? Wenn wir die Dinge nicht mehr als Einheit sehen, fallen wir zurück in die Gegensätzlichkeit, welche die relative Welt, das Richtige und das Falsche, das Gute und das Schlechte erschafft. Dann ist Fürsorge keine echte Fürsorge mehr.
> – Taizan Maezumi, *Appreciate Your Life: The Essence of Zen Practice*

Richtige Fürsorge ergibt sich, wenn wir richtiges Bewusstsein, das Hon Sha Ze Sho Nen, verkörpern. Dann sind wir im Innersten des Reiki-Systems angekommen. Wenn wir in Einheit mit unserem Klienten sind, besteht keine Notwendigkeit mehr, irgendwelche Symbole zu zeichnen, wir brauchen einfach nur zu sein. Einige könnten einwenden, dass wir noch gar nicht in der Einheit wären, dass wir so etwas doch erst üben müssten. Aber diese Ansicht kommt aus unserem verblendeten Geist, denn im Grunde sind wir schon eins mit allem seit unserer Empfängnis. Wir brauchen uns nur daran zu erinnern. Genau das wollen uns die Symbole sagen: Besinne Dich auf Dein Wahres Selbst, Deine Essenz, die Non-Dualität.

Zusammenfassend lässt sich sagen, dass die Symbole traditionell Werkzeuge und Wegweiser zu unserem Wahren Selbst waren. Sie sollen uns frei machen von Bewertungen und Urteilen, damit wir eins werden können mit allem, was ist.

> Wenn wir das Ego aufgeben, öffnet sich unser Bewusstsein dem Unendlichen.
>
> – Taisen Deshimaru, *Mushotoku Mind: The Heart of the Heart Sutra*

Kapitel 29

Wegweiser zu unserem Wahren Selbst

Zu Beginn dieses Buches haben wir uns damit auseinandergesetzt, dass Reiki Wahres Selbst bedeutet, und im weiteren Verlauf des Buches haben wir dann die Reise beschrieben, auf der wir unser Wahres Selbst nach und nach kennenlernen können. Alle Methoden Mikao Usuis, die Lebensregeln, die Symbole und Mantras, die speziellen Meditationen, das Handauflegen, *Reiju*/Initiation/Einstimmung sind in Wirklichkeit Wegweiser. Diese zeigen allesamt auf unser Wahres Selbst. Dennoch scheint es so, als hielten wir uns die meiste Zeit lieber daran fest, als sehen zu wollen, worauf sie verweisen. Tatsächlich klammern wir uns geradezu an die Wegweiser und gehen nicht weiter. Das bedeutet aber, dass wir im Stillstand sind, dass die Reise unterbrochen ist. Dabei vergessen wir den wahren Grund, aus dem Mikao Usui diese Methoden und Übungen in seinen Unterricht aufnahm. Beispielsweise könnten wir dann glauben, dass das Handauflegen ohne Symbole und Mantras nicht richtig funktioniert. Oder wir könnten meinen, anderen ohne das Handauflegen nicht helfen zu können etc. Wir haben uns abhängig gemacht von den Wegweisern.

> Jede Lehre ist wie ein Finger, der zum Mond zeigt. Derjenige, dessen Blick am Finger hängen bleibt, wird niemals darüber hinausschauen können. Und selbst wenn er einen Blick auf den Mond erhaschen sollte, so vermag er doch dessen Schönheit nicht zu erkennen.
> Buddha

Unsere Wegweiser sind jener berühmte Finger, der zum Mond zeigt. Wir diskutieren ständig über diese Wegweiser, auch in diesem Buch, aber beim Diskutieren kann man sich verzetteln. Echtes Verständnis beruht auf direkter Erfahrung, nicht auf endlosen Diskussionen. Wie kommen wir nun zu direkter Erfahrung? Mit all den Übungen und Meditationen, die Mikao Usui uns hinterlassen hat.

Wir können nicht ständig Mantras chanten, Hände auflegen oder Meditationsübungen machen. Wie könnte ich ein Mantra chanten und mich dabei gleichzeitig mit Dir unterhalten? Wie sollte ich beim Autofahren jemandem die Hände auflegen? Wie sollte ich beim Joggen irgendeine Meditationsübung praktizieren? All diese Methoden sind nur dazu da, um uns dahin zu bringen, selbst zu Reiki zu werden, uns an unser Wahres Selbst zu erinnern. Wie so oft in Mikao Usuis Lehre angedeutet wird, meint das Sich-an-das-Wahre-Selbst-Erinnern einen Bewusstseinszustand. Wir können lernen, diesen Bewusstseinszustand beizubehalten, was auch immer wir gerade tun. Das ganze Reiki-System dreht sich darum, die Lebensregeln „zu sein", das Handauflegen „zu sein", die Meditation „zu sein", die Symbole und Mantras „zu sein", und *Reiju*/Initiation/Einstimmung „zu sein". Wenn wir all das selbst geworden sind, brauchen wir keine Wegweiser mehr, wir sind frei, nicht mehr abhängig von Werkzeugen und Hilfsmitteln. Dann ruht unser Geist im Großen Hellen Licht unseres Wahren Selbst. Das ist das, worauf alle Wegweiser des Reiki-Systems weisen.

Kapitel 30

Beständigkeit in der Praxis

Das Geheimnis des Reiki-Systems findet man nicht in den Symbolen, den Mantras oder *Reiju*/Initiation/Einstimmung. Das wirkliche Geheimnis liegt in unserer persönlichen Meditationspraxis.

Das bedeutet, beständig mit den Werkzeugen zu üben und zu meditieren, die Mikao Usui uns zur Verfügung gestellt hat. Wenn wir uns nicht hinsetzen und unsere Übungen machen, wird es ziemlich schwierig wiederzuentdecken, dass wir zuallererst Reiki sind. Das kann nur mit einer hingebungsvollen Meditationspraxis gelingen. Jetzt könnte man einwenden „Ich brauche nicht mehr zu meditieren, weil ich bereits Reiki kanalisieren kann" oder „Ich bin seit so vielen Jahren Reiki-Lehrer, warum sollte ich diese Übungen noch machen?" Aber man kann immer noch ein Stück tiefer gehen. Im Herz des Reiki-Systems geht es um die Wiederentdeckung unseres Wahren Selbst. Doch selbst wenn wir unser Wahres Selbst entdeckt haben, dürfen wir nicht aufhören zu üben, denn sonst holen wir unsere besagten Lampenschirme schnell wieder zurück.

> Es gibt immer ein noch Mehr. Wenn Du Dich je mit der Einstellung zurücklehnst, „das wird schon reichen", dann hast Du es gerade verpasst!
>
> – Satomi Myodo, *Passionate Journey: The Spiritual Autobiography of Satomi Myodo*

Das Wichtigste bei unserer spirituellen Reise sind Übung, Geduld und Ausdauer. Diese drei sollten nicht getrennt voneinander betrachtet werden, sie sind miteinander verflochten. Erfolgreiche Praxis ist ohne Geduld und Ausdauer nicht möglich, und Ausdauer nicht ohne Geduld und Praxis. Diese drei sind immer nötig, ganz gleich, für welche Übung aus dem Reiki-System wir uns entschieden haben. Die Wiederentdeckung unseres Wahren Selbst geschieht nicht über Nacht. Das kann ein langer Prozess werden, der Zeit braucht und Geduld. Um beständig weitermachen zu können, brauchen wir Beharrlichkeit, sonst hören wir womöglich nach einer Weile auf und haben lediglich unsere Zeit vertan. Damit wir am Ball bleiben, müssen wir üben.

Mikao Usui verwendet in den Lebensregeln das japanische Wort gyō, das Übung und Praxis bedeutet, und er sagte auch: „heute". Damit betont er, dass zum wirklichen Verständnis seiner Lehre die tägliche Arbeit mit seinen Meditationsmethoden unverzichtbar ist. Heute, bedeutet deswegen jeden Tag, denn jeder Tag ist heute.

> Der Wert der Beständigkeit erweist sich in der Übungspraxis, ihr Nutzen zeigt sich im Alltag. „Es spielt keine Rolle, für was Du Dich entscheidest, entscheide Dich für irgendetwas und bleibe dabei, das ist Praxis (shugyō)."
> – Sakai Yusai, in Stephen G. Covell, *„Learning to Preserve: The Popular Teachings of Tendai Ascetics"*, Japanese Journal of Religious Studies, Volume 31, number 3 (2004)

Der beste Weg, eine tägliche Meditationsroutine aufzubauen, ist, langsam damit zu beginnen. Ein Baby kann nicht sofort laufen, es muss viele Dinge ausprobieren, bevor es laufen gelernt hat. So verhält es sich auch mit unserer persönlichen Praxis. Es ist besser, in kurzen Meditationen von 5 Minuten Dauer bei der Sache zu bleiben, als in 20 Minuten die meiste Zeit in die Vergangenheit, Gegenwart oder Zukunft abzuschweifen.

Mikao Usui empfahl die tägliche Praxis - warum? Ich wasche gerne Geschirr ab, aber wenn man es ungespült über Nacht stehen lässt, bekommt man es viel schwerer sauber als an dem Tag, an dem man es benutzt hat. Jeden Tag sammeln sich irgendwelche Sachen an, setzen sich uns als neue Lampenschirme auf. Sie setzen sich in unserem System fest, wenn wir nur einmal in der Woche unsere Übungen machen. Es ist später sehr viel schwieriger, sie wieder loszuwerden, als an dem Tag, an dem sie bei uns auftauchen. Wenn wir beharrlich üben, gelangen wir vom „Reiki-Praktizieren" zum „Reiki-Sein".

> Praxis (shugyō), so stellt er fest, bedeutet nicht allein die Aneignung von Wissen, sondern Wissen verwandelt sich dabei durch Erfahrung in Weisheit. Diese Verwandlung hat ihren Grund in der Routine regel-

mäßigen Übens. Hier zeigt sich, welche Art Erfahrung Mitsunagas mit dem Kaihōgyō machte und auch sein Glauben an die Kraft der Beharrlichkeit. Mitsunaga erklärt, dass vor allem das Einhalten einer Routine bei der Praxis wichtig sei, ohne jemals dabei nachlässig zu werden. Jeder Tag soll als Praxis betrachtet werden. Es geht dabei nicht um die Aufrechterhaltung des aktuellen Lebensstils, sondern darum, Schritt für Schritt voranzukommen.

– Mitsunaga Kakudo, in Stephen G. Covell, *Learning to Preserve: The Popular Teachings of Tendai Ascetics"*, Japanese Journal of Religious Studies, Volume 31, number 3 (2004)

Kapitel 31

Nähe und Vertrautheit

Wie wir im Kapitel über die Lebensregeln sehen konnten, bedeutet das Kanji für Freundlichkeit auch Nähe und Vertrautheit. Nähe ist ein ganz wesentliches Element, auch die Mantras weisen darauf hin. Die Qualität des Sei Heki ist Harmonie. Wenn wir in Harmonie mit uns selbst sind, sind wir uns auch selbst nahegekommen. Wenn wir in Harmonie mit anderen sind, sind wir ihnen dabei nahegekommen. Und wenn wir in Einklang mit dem Universum sind, sind wir dem Universum dabei nahegekommen.

> Wirklich zu verstehen, dass es keinen Unterschied zwischen einem selbst und den anderen gibt, ist Satori. Ich und die anderen haben denselben Ursprung. Alle Wesen und ich selbst bilden eine Einheit. Ich und der Kosmos sind eins.
>
> – Taisen Deshimaru, *Mushotoku Mind: The Heart of the Heart Sutra*

Diese Art von Nähe ist viel tiefer als sexuelle Intimität: unser Herz, unser Geist verschmilzt dabei mit dem Herz, dem Geist von allem, was ist. Möglicherweise spürst Du diese Nähe, wenn Du Dir in der Selbstbehandlung Deine Hände selbst auflegst. Wie bereits erwähnt, wurde das Handauflegen bei der Selbstbehandlung in die Lehre genommen, um an die Form von Nähe zu erinnern, bei der der Berührende und der Berührte eins sind. Aber wenn wir immer noch glauben, wir würden Energie kanalisieren oder dass die Energie von außerhalb käme, wird es schwierig, diese Form der Nähe zu erfahren. Ich weiß, dass manche von Euch diese Form von Nähe bei der Behandlung ihrer Klienten gespürt haben. Aber wir können sie nur spüren, wenn wir die Vorstellung, uns selbst schützen zu müssen, aufgegeben haben. Deshalb heißt es in den Lebensregeln „Sorge Dich nicht!", weil wir diesen Geist der Nähe nur erreichen, wenn wir von all unseren Sorgen und Ängsten ablassen. Wie wir sehen, ist alles, was Mikao Usui lehrte, miteinander verbunden, alles zielt auf das eine, unser Wahres Selbst. Unser Wahres Selbst ist frei von Sorgen, war es schon immer und wird immer allem nahe sein, was existiert.

> Bitte nimm Dich im Alltag selbst so an, wie Du bist, und wertschätze Dein Leben genau so, wie es ist. Sei dir selbst nahe. Zu sich selbst gut sein ist stets der beste Weg, um auch zu anderen gut sein zu können. Alles in Deinem Leben wird dann gelingen, da bin ich mir sicher.
> Ich möchte, dass Du zu einem Wesen voll echter Nähe wirst. Unter Deinem Gewand befindet sich nichts anderes als außerhalb. Innen und außen sind Dein Gewand eins. Es gibt keine Trennung.
> – Taizan Maezumi, *Appreciate Your Life: The Essence of Zen Practice*

Um die Erfahrung der Nähe zu allem, was existiert, zu vertiefen, müssen wir damit beginnen, alle Methoden aus Mikao Usuis Lehre in unserem Herz/Geist zu verinnerlichen. Wir tun dies, indem wir alle seine Werkzeuge und Hilfsmittel als Meditationsübungen begreifen. Denn wenn wir mit den Lebensregeln meditieren, mit den Mantras, mit den Symbolen, beim Handauflegen, bei *Reiju*/Initiation/Einstimmung, dann werden wir vertraut mit diesen Werkzeugen. Wenn wir sie aber lediglich als äußerliche Formen benutzen oder sie einfach als auszuführendes Ritual ansehen, dann werden wir niemals diese Nähe erleben. Und worum geht es bei echter Heilung? Bei echter Heilung für uns selbst und für andere geht es um nichts anderes als die Wiederentdeckung dieser Nähe, unseres Wahren Selbst.

Kapitel 32

Reiki praktizieren oder Reiki sein?

Oft höre ich Leute sagen, dass sie Reiki praktizieren, aber was heißt das? Natürlich weiß ich, dass damit das Handauflegen bei sich selbst oder anderen gemeint ist. Wie in diesem Buch schon ausgeführt wurde, stellt das Handauflegen tatsächlich aber nur einen kleinen Teil von Mikao Usuis Lehre dar. Es mag eine größere Rolle in Frau Takatas oder Herrn Hayashis Lehren gespielt haben, aber wenn wir das System des Reiki praktizieren, dann praktizieren wir Mikao Usuis Lehre! In Mikao Usuis Lehre ging es darum, „Reiki zu sein" statt „Reiki zu praktizieren". Der Grund ist, dass wir nicht ununterbrochen Reiki praktizieren können, aber wir zu jeder Zeit Reiki sein können.

Stell Dir vor, Du läufst durch eine belebte Einkaufsstraße. Kannst Du da zu jeder einzelnen Person gehen, ihr die Hände zur Behandlung auflegen? Natürlich nicht, das könnte ziemliche Verwirrung stiften. Aber wir können Reiki sein. Wir können im Geist unseres angeborenen Großen Hellen Lichtes unterwegs sein, und alle Menschen, Tiere, Bäume oder was sonst noch von diesem Licht berührt wird, können sich ihren Teil davon nehmen. Deswegen können wir in einem solchen Bewusstseinszustand auch viel mitfühlender sein, als wenn wir fortwährend Reiki praktizieren wollten. Reiki-Praktizieren hat Grenzen, während Reiki-Sein unbegrenzt ist.

> Wenn Du frei sein willst, lerne Dein Wahres Selbst kennen. Es hat weder Form, Gestalt noch Wurzeln, keinen Grund und keinen festen Wohnsitz, aber es ist lebendig und rege. Es reagiert mit geschmeidiger Leichtigkeit, aber sein Wirken lässt sich nicht verorten. Wenn Du es fassen willst, entfernst Du Dich von ihm, wenn Du es suchst, wendest Du Dich nur umso mehr von ihm ab.
>
> – Zen Master Linji, in *Zen Essence: The Science of Freedom, translated by Thomas Cleary*

Hast Du jemals erlebt, wie es ist, einfach nur mit einem Freund oder mit einem Tier zu sein? Erinnerst Du Dich, wie es sich anfühlte? Es war nicht nötig, dabei irgendetwas zu sagen oder zu fragen, etwas zu bewerten oder zu interpretieren. Völlig unbefangen, völlig frei. Wow, was für ein Gefühl! Was wäre, wenn wir immer so frei sein könnten? Was, wenn wir immer so wohlbehalten und sicher wären. Wäre das nicht wunderbar? Genau darum dreht sich das ganze Reiki-System im Wesentlichen. Das betonen schon die Lebensregeln, sie handeln nicht etwa vom Reiki-Praktizieren, sondern vom Reiki-Sein. Man sagt ja auch nicht „Ich gebe Mitgefühl" oder „Ich gebe Freundlichkeit", sondern man sagt „Ich bin mitfühlend" oder „Ich bin freundlich".

Reiki-Praktizieren hat den Beigeschmack von Geschäftigkeit, fortwährend muss irgendetwas gemacht werden. Wenn wir dauernd beschäftigt sind, vergessen wir zu sein. Wenn wir Reiki sind, sind wir frei, und wir brauchen uns nicht mehr mit irgendwelchen Wegweisern aufzuhalten. Wenn wir Reiki machen, hinterlassen wir viele Spuren in Form von Erwartungen, die zu Anhaftungen führen, die wiederum Angst, Sorgen und Ärger auslösen können. Wenn wir dagegen Reiki sind, sind wir frei und hinterlassen keine derartigen Spuren. Wie ein Vogel in der Luft, der sich zwar bewegt, aber dennoch ist keine Spur seiner Bahn auszumachen. Wenn wir uns wirklich auf das „Reiki-Sein" besinnen, hinterlassen auch wir keine Spuren mehr, wir sind dann wie der Vogel, der den mächtigen Himmel durchquert: ganz und gar frei.

Das Universum durchquerend,
ganz und gar frei,
sei Reiki!

Glossar japanischer Ausdrücke

Anshin Ritsumei – spiritueller Frieden im Herz/Geist, Erleuchtung
Choku Rei – Wahres Selbst, direkter oder gerader Geist
Dai Ajari – esoterischer Großmeister
Dai Kōmyō – Großes Helles Licht, Leere, Nondualität
Darani – Mantra, mystische Phrase
Deshi – Meisterlinie
Gakkai – Gesellschaft
Gasshō – Hände zusammenführen, Einheit, Non-Dualität
Gyō – Praxis, asketische Übungen
Hara – Bauch, Zentrum, Wahre Mitte, Zentrum des Wahren Selbst
Hatsurei-hō – Methode zur Erzeugung spiritueller Energie
Hō – Dharma, Methode, Wahrheit, Lehre
Hon Sha Ze Sho Nen – Ich bin richtiges Bewussstsein, meine ursprüngliche Natur ist richtiges Denken
Jōshin – den Geist fokussieren
Ki – Energie, Atem, Luft, Lebenskraft
Kokyū – Atmung, Ein- und Ausatmen
Ku – Leere, Raum
Okuden – verborgene oder innere Lehre
Paramitas, sechs – die sechs Tugenden Großzügigkeit, ethisches Verhalten, Geduld, Ausdauer, Konzentration, Weisheit
Reiju – spirituelle Segnung, spirituelle Widmung
Reiki – Wahres Selbst, spirituelle Energie
Ryō – Heilen
Sanmitsu – die drei Geheimnisse von Geist, Körper und Rede/Energie
Satori – Erleuchtung
Sei Heki – der Wunsch, sich an das Wahre Selbst zu erinnern
Shinpiden – geheime Lehre, besonders zur Vertiefung der eigenen Praxis, Besinnung auf das Mysterium des Universums und des Lebens
Shoden – Unterricht für Anfänger
Tanden – Elixierfeld, Meer des Ki
Tōitsu – eins werden
Waka – Gedicht

Quellenverzeichnis

Addis, Stephen. *Zen Sourcebook: Traditional Documents from China, Korea, and Japan,* Hackett Publishing Company, Indianapolis, 2008.

Bowring, Richard. *The Religious Traditions of Japan*, Cambridge University Press, Port Melbourne, 2008.

Cleary, Thomas. *Zen Essence: The Science of Freedom*, Shambhala Dragon Edition, Boston, 2000.

Covell, Stephen G. *Learning to Preserve: The Popular Teachingsof Tendai Ascetics,* Japanese Journal of Religious Studies, Volume 31, number 3 (2004)

Davey, H. E. *The Teachings of Tempu: Practical Meditation for Daily Life,* Michi Publishing, Albany, 2013.

Deshimaru, Taisen. *Mushotoku Mind: The Heart of the Heart Sutra*, Hohm Press, Chino-Valley, 2012.

Doi, Hiroshi. *A Modern Reiki Method for Healing*, Vision Publications, Southfield, 2014.

Gleason, William. *The Spiritual Foundations of Aikido*, Destiny Books, Rochester, 1995.

Hakeda, Yoshito S. Kukai: *Major Works*, Columbia University Press, New York, 1972.

Hyers, Conrad. *Once-Born, Twice-Born Zen: The Soto and Rinzai Schools of Japan*, Wipf &

Stock Publishing, Eugene, 2004.

Inazo, Nitobe. *Bushido - The Soul of the Samurai*, Shambhala Publlcations, Boston, 1988.

Katagiri, Dainin. *Each Moment Is the Universe: Zen and the Way of Being Time*, Shambhala Publications, Boston, 2007.

Katagiri, Dainin. *You Have to Say Something: Manifesting Zen Insight*, Shambhala Publications, Boston, 2000.

Kohno, Jiko. *Right View, Right Life: Insights of a Woman Buddhist Priest*, Kosei Publishing Co, Tokyo, 1998.

Kwong, Jakusho. *No Beginning, No End: The Intimate Heart of Zen*, Shambhala Publications, Boston, 2003.

Kukai. *Shingon Texts*, Numata Center for Buddhist Translation & Research, Moraga, CA, 2004.

Maezumi, Taizan. *Appreciate Your Life: The Essence of Zen Practice*, Shambhala Publications, Boston, 2002.

Maltese, Maurizio. *Zen and the Art of Self Preservation: The Strategies of the Martial Arts*, Caraba Publishing House, Milan, 2014.

Morinaga, Soko. *Novice to Master: An Ongoing Lesson in the Extent of My Own Stupidity*, Wisdom Publications, Somerville, 2002.

Muller, Charles. *Digital Dictionary of Buddhism*, http://www.buddhism-dict.net/ddb/

Myodo, Satomi. *Passionate Journey: The Spiritual Autobiography of Satomi Myodo*, Shambhala Publications, Boston, 1987.

Oda, Ryuko. *Kaji: Empowerment and Healing in Esoteric Buddhism*, Kineizan Shinjao-in Mitsumonkai, Japan, 1992.

Prasad, Kathleen. *Reiki for Dogs: Using Spiritual Energy to Heal and Vitalize Man's Best Friend*, Ulysses Press, Berkeley, CA, 2012.

Reid, Daniel. *Chi Gung: Harnessing the Power of the Universe*, Shambhala Publications, Boston, 1998.

Sahn, Seung in *BOOM! An Interview with Zen Master Seung Sahn*, Tricycle Magazine, Winter Edition 1996.

Shaner, David Edward. *The Bodymind Experience in Japanese Buddhism*, State University of New York Press, Albany, 1985.

Shinonuma, Ryōjun. *The Life-long Spiritual Journey of an Apprentice Japanese Bonze:* Awakening to a New Worldview by Fulfilling the One-thousand Days Trekking Practice on *Mt. Ōmine*, Pro Sophia, Tokyo, 2014.

Smart, Ninian. *World Philosophies*, Routledge, New York, 2008.

Soho, Takuan. *The Unfettered Mind: Writings of the Zen Master to the Sword Master, Kodansha International*, Tokyo, 1986.

Stiene, Bronwen and Frans. *A–Z of Reiki Pocketbook: Everything About Reiki*, O-Books, Winchester, 2006.

Stiene, Bronwen and Frans. *The Japanese Art of Reiki*, O-Books, Winchester, 2005.

Stiene, Bronwen and Frans. *The Reiki Sourcebook*, O-Books, Winchester, 2003.

Stiene, Bronwen and Frans. *Your Reiki Treatment*, O-Book, Winchester, 2007.

Stone, Jacqueline. *Original Enlightenment and the Transformation of Medieval Japanese Buddhism*, University of Hawaii Press, Honolulu, 2003.

Suzuki, Shunryu. *Not Always So: Practicing the True Spirit of Zen*, Harper-Collins, New York, 2002.

Suzuki, Shunryu. *Zen Mind, Beginner's Mind*, Weatherhill, NY, 1970.

Unno, Taitetsu. *Shin Buddhism: Bits of Rubble Turn into Gold*, Image, 2002.

Wilson, William Scott. *The Demon's Sermon on the Martial Arts*, Kodansha International, Tokyo, 2006.

Wilson, William Scott. *The Swordsman's Handbook: Samurai Teachings on the Path of the Sword*, Shambhala Publications, Boston, 2014.

Yamakage, Motohisa. *The Essence of Shinto: Japan's Spiritual Heart*, Kodansha International, Tokyo, 2006.

Yamasaki, Taiko. *Shingon Japanese Esoteric Buddhism*, Shambhala Publications, Boston, 1988.

Yangshan, in Thomas Cleary, *Zen Essence: The Science of Freedom*, Shambhala Publlcations, Boston, 2000.

Yasuo, Yuasa. *The Body, Self-Cultivation, and Ki-Energy*, State University of New York Press, Albany, 1993.

Yen, Sheng. *Attaining the Way: A Guide to the Practice of Chan Buddhism*, Shambhala Publications, Boston, 2006.

Wer ist Frans Stiene?

Frans hat seit Beginn der frühen 2000er-Jahre großen Einfluss auf die globale Erforschung des Reiki-Systems ausgeübt. Sein praxisorientiertes Verständnis der japanischen Einflüsse auf das Reiki-System hat weltweit seinen Schülern zur einer vertieften Praxis verholfen.

Auf natürliche Weise motiviert Frans mit seiner Wärme und Intelligenz seine Schüler. Seine eigene spirituelle Reiki-Praxis ist ein Beispiel, dem viele nacheifern, und sie ermutigt diejenigen, die den gleichen Weg gehen wollen.

Gemeinsam mit Bronwen Stiene ist Frans Mitbegründer des International House of Reiki und der Shibumi International Reiki Association. Er ist Koautor der von Kritikern hochgelobten Bücher *The Reiki Sourcebook, The Japanese Art of Reiki, A-Z of Reiki Pocketbook, Reiki Techniques Card Deck* und *Your Reiki Treatment*.

Ursprünglich aus Holland stammend und kürzlich dahin zurückgekehrt, lebte Frans viele Jahre vor allem in Australien und lehrt seit 1998 in einer Vielzahl von Ländern wie Japan, Nepal, Italien, Großbritannien und Australien. Zu seinen Reiki-Lehrern zählen Hyakuten Inamoto, Hiroshi Doi und Chris Marsh. Im Rahmen seiner Forschungen hat Frans Chiyoko Yamaguchi und einige andere japanische Lehrer, darunter Dr. Matsuoka, befragt. Obwohl Frans als Gendai Reiki Hō Shihan (Shihan=Lehrer) und als Kōmyō Reiki Shihan ausgebildet wurde, unterrichtet er inzwischen lieber eine traditionelle Form des japanischen Reiki, das Usui Reiki Ryōhō. Das entspricht seinem Wunsch, die Lehre zu ihrem Ursprung zurückzubringen, nämlich zur Wiederentdeckung unseres Wahren Selbst. Die meisten japanischen Lehrer unterrichten das Reiki-System nach Chūjirō Hayashi, während Frans versucht, so weit wie möglich Mikao Usuis Sicht zu vermitteln.

> Ich fand Indizien dafür, dass er [Chūjirō Hayashi] die „Usui-Methode" bereits in die „Hayashi-Methode" umgewandelt hatte, noch bevor er Frau Takata unterrichtete. Er versuchte scheinbar, das Reiki-System im Sinn seiner medizinischen Fachkenntnisse und therapeutischen Erfahrungen zu modernisieren.
>
> – Hiroshi Doi, A Modern Reiki Method for Healing

Frans bildet sich zurzeit fort im Shinto, Shugendo, Tendai und Shingon bei einem japanischen Shingon-Geistlichen, Takeda Hokusai Ajari, einem ehemaligen Tendai-Mönch und Schüler des großen Sakai Dai Ajari. Frans erhält zudem Unterricht bei Reverend Yamabushi Priest Kūban aus Frankreich.

> Fortlaufend erforscht und praktiziert Frans traditionelle japanische Lehren, um herauszufinden, was Mikao Usui selbst praktizierte. Er bemüht sich um ein tieferes Verständnis dessen, was das Reiki-System tatsächlich ausmacht. So kann er zu einem besseren Lehrer werden, seine Schüler beim Verständnis des Reiki-Systems unterstützen und ihre persönliche spirituelle Praxis fördern. Frans ist einer von wenigen Lehrern, die diese Mühe auf sich nehmen.
> – Reverend Kūban Jakkōin, Shugendo-Geistlicher

Frans' Unterricht beruht auf der Untersuchung dessen, was in Japan seit Beginn des 20. Jahrhunderts praktiziert wurde, lange bevor Reiki Japan verließ. Die bestimmten Methoden beinhalten körperliche und energieerweiternde Übungen, damit Praktizierende tiefer in die Reiki-Praxis eintauchen können. Die frühen Lehren betrachteten das Reiki-System nicht einfach nur als eine Handheilungsmethode, sondern als solche, die sich auf den spirituellen Weg eines Schülers fokussiert.

> Das spirituelle Niveau eines Übenden zeigt sich direkt in der Wirkung von Reiki. In gewissem Sinn könnte man sagen, je näher jemand der Erleuchtung ist, desto stärker wirkt Reiki. Je öfter jemand Reiki praktiziert, um anderen zu helfen, desto heller strahlt sein ihm angeborenes Licht und vertreibt alle Wolken, die seinen Geist verdecken. Ich denke, das ist die Quintessenz von Reiki. Ich hoffe, dass Frans Stienes Verständnis von Reiki sich in der ganzen Welt verbreitet, damit denjenigen ein Licht aufgehen kann, die Reiki mit einer oberflächlichen Auffassung seiner Herkunft praktizieren.
> – Reverend Takeda Hakusai

Frans' offener, humorvoller und wenig förmlicher Unterrichtsstil inspiriert Schüler und Klienten in den USA, Europa, Asien und Australien. Sein Ziel ist es, seinen Schülern umfassende und aktuelle Informationen über das Reiki-System zu geben sowie eine starke energetische Verbindung zu Mikao Usuis Lehre entstehen zu lassen.

Neben dem Unterricht aller drei Ausbildungsstufen des Reiki-Systems und -Klassen mit speziellen Inhalten bietet Frans in begrenztem Umfang seinen Schülern auch persönliches Training an und weltweit einstündige Handheilungssitzungen. Er ermöglicht auch persönliche Skype-Sitzungen, lehrt in Teleklassen und bietet Retreats an. Während seiner Retreats geht es um die vertiefte Erfahrung der Wiederentdeckung des Wahren Selbst - ein Muss, wenn man anderen helfen will. Seine Meisterkurse (Shinpiden) werden von vielen Reiki-Lehrern anderer Stile besucht, die ihre Praxis vertiefen möchten.

Besuchen Sie für mehr Informationen zu allen Kursen, Blogs etc. die Webseite des International House of Reiki: *www.IHReiki.com*, die Facebookseite des International House of Reiki: *www.facebook.com/ IHReiki* und die Facebookseite von Frans Stiene: *www.facebook.com/ frans.stiene*

Namensverzeichnis

Stichwortverzeichnis

Halbfett geschriebene Zahlen verweisen auf das Glossar.

T

U

V

ΣHolistika
Seminar-Reisen

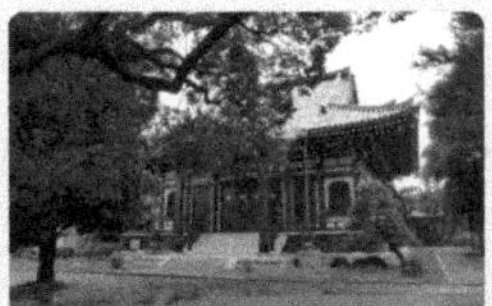
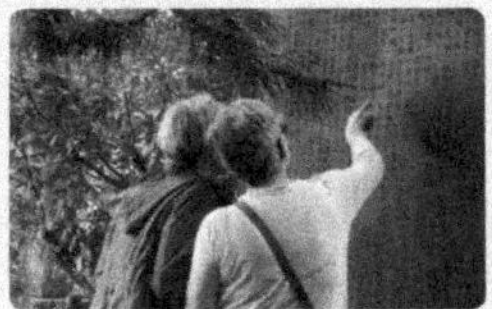
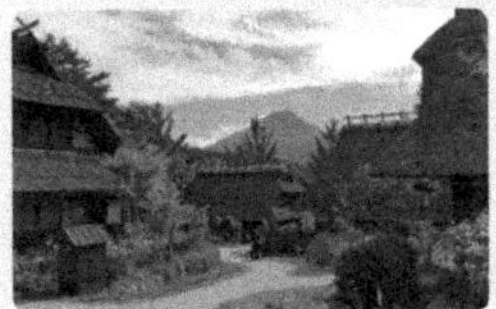
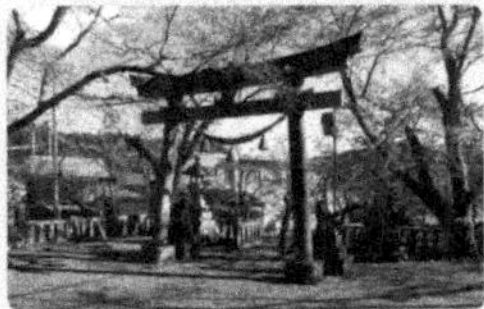
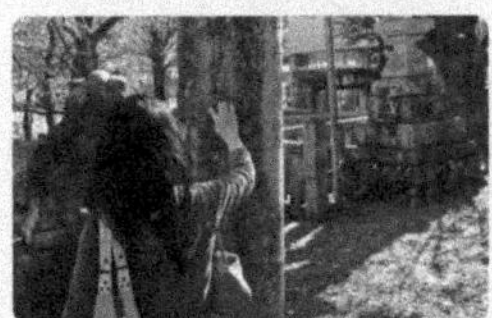
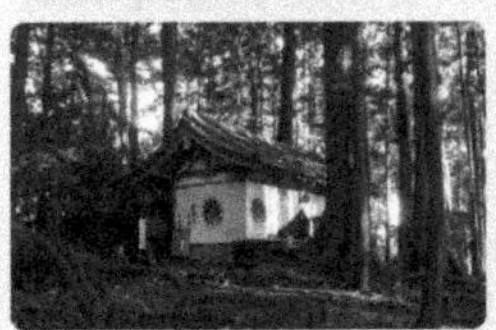
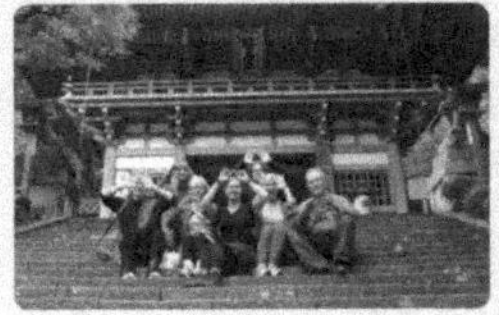

Reiki-Reise mit dem Autor Frans Stiene nach Japan

Während der 16-tägigen Reise von Tōkyō bis Ashiya, westlich von Osaka, besuchen wir neben Sehenswürdigkeiten auf dem Weg die wichtigsten Orte im Leben des Reiki-Gründers Usui Sensei. Im Verlauf findet ein dreitägiges Shinpiden-(Meister-/Lehrer-) Seminar für Meister anderer Reiki-Linien und Seminar-Wiederholer mit dem international renommierten Reiki-Lehrer Frans Stiene statt.

Reiseverlauf: *Narita Flughafen • Tagesausflug Tōkyō per Narita Expresszug, Besuch der Gedenkstele Usuis & des Meiji-Schreins • Küstenort Atami per Shinkansen • Tagesauflug Kawaguchi Lakes / Mount Fuji per Mishima Expressbus • Kyōtō per Shinkansen, Besichtigung und Ausflüge zum Mount Kurama (Ort Usuis Erleuchtung) & Kurama Onsen, Mount Hiei (Ort Usuis tendaibuddhistischer Praktiken) sowie zur Kaiserstadt Nara • Reiki-Treffen mit japanischen Reiki-Praktizierenden in Ashiya per Shinkansen • Geburtsort Usui Senseis Taniai per Shinkansen über Gifu Hashima und von dort per Mietbus, Amataka-Jinjya-Schrein & Gedenkstein, Sakequelle der Usui-Familie, Tempel Zen-do-ji • Narita per Shinkansen über Tōkyō • Tagesaufsflug Tōkyō per Narita Expresszug • Narita Flughafen*

Detaillierte Infos auf www.holistika.de

The Indian Secret

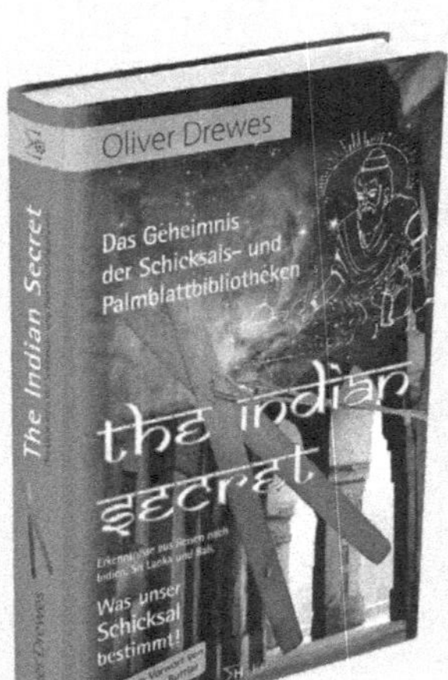

Können Sie sich vorstellen, dass der Verlauf des Lebens - persönlich und unverwechselbar - bereits für die Menschen aufgezeichnet ist, die eine sogenannte Schicksals- oder Palmblattbibliothek besuchen? Fasziniert von diesem Phänomen reiste Oliver Drewes zu Palmblattlesungen nach Indien, Sri Lanka und Bali. Im Buch über seine Reiseerlebnisse beschäftigt sich der Autor unter Einbeziehung spiritueller Denkmodelle und quantenphysikalischer Erkenntnisse unter anderem mit den Fragen nach freiem Willen, Vorbestimmung und Möglichkeiten der Schicksalsprophetie.

Hardcover, ca. 21 x 14 cm, 344 Seiten, ISBN 978-3-9812671-1-2

Es begann in Babylon

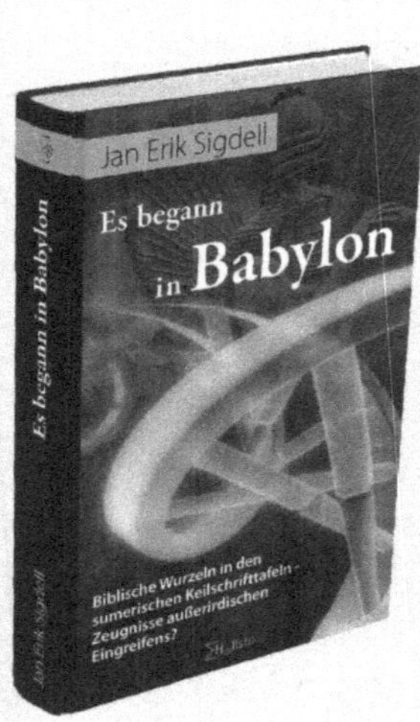

Jan Erik Sigdells Buch beschäftigt sich mit der Geschichte der heutigen Menschheit, wie sie sich aus der Übersetzung babylonisch-sumerischer Schöpfungsmythen auf Keilschrifttafeln vor allem aus Mesopotamien darstellt. In seinem spannenden Werk geht der Autor der Frage nach, ob dies Zeugnisse außerirdischen Eingreifens sein könnten. Haben sogenannte Annunaki durch genetische Manipulation Menschen auf der Erde gezüchtet oder bereits vorhandene Menschen in ihrem Sinne abgeändert? Muss unsere Geschichte umgeschrieben werden?

Hardcover, ca. 21 x 14 cm, 256 Seiten, ISBN 978-3-9812671-0-5

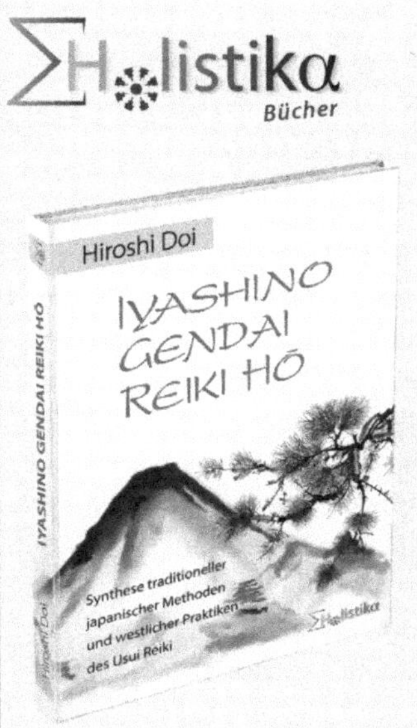

Iyashino Gendai Reiki Hō

Die englische Erstauflage dieses Buches stieß auf großes Interesse. Sie stellt nicht nur den Gendai-Reiki-Stil, eine Synthese traditioneller japanischer Reiki-Methoden und westlicher Praktiken des Usui Reiki vor, sondern liefert bis dahin nicht bekannte Informationen und Korrekturen bisher für richtig gehaltener Auffassungen. Die dieser deutschen Übersetzung zugrunde liegende Überarbeitung wurde um viele Rechercheergebnisse ergänzt und verständlicher für uns Menschen der westlichen Welt aufbereitet.

Hardcover, ca. 21 x 14 cm, ISBN 978-3-9812671-4-3

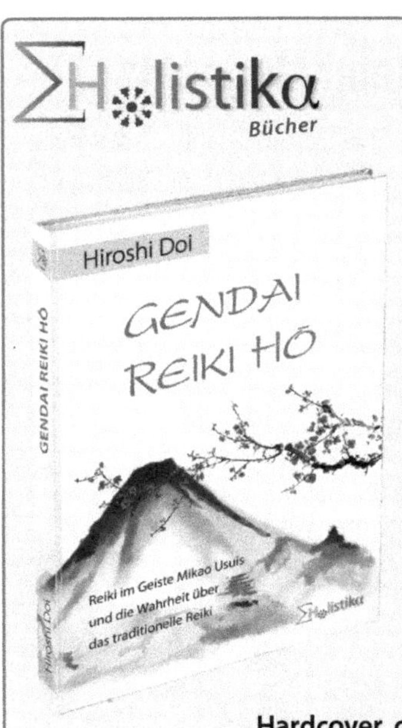

Gendai Reiki Hō

In seinem neuesten Buch geht Hiroshi Doi noch ausführlicher auf die Geschichte der Usui Reiki Ryōhō, das Leben Usui Senseis sowie dessen Lehren ein und rückt die Entstehung sowie die Entwicklung der Reiki-Methode anhand von Fakten ins rechte Licht. Daneben werden Philosophie und Inhalte der von Doi Sensei begründeten Gendai-Reiki-Methode, einem praktischen Anwendungssystem für Menschen der heutigen Zeit, noch einmal aus einem anderen Blickwinkel betrachtet.

Hardcover, ca. 21 x 14 cm, ISBN 978-3-9812671-5-0

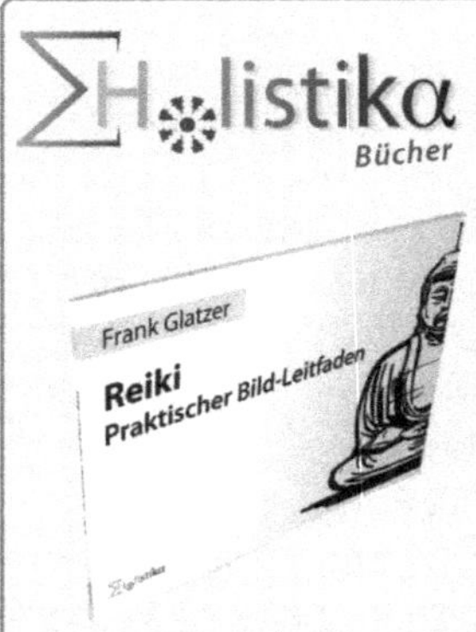

Reiki - Praktischer Bild-Leitfaden

Dieser einzigartige, praxisorientierte und von Reiki-Anwendern geschätzte Leitfaden des erfahrenen Reiki-Praktizierers und –Lehrers Frank Glatzer ist mit 52 Farbfotos illustriert. Nach einer praktischen Einführung über Farben, Positionen und Bedeutung der sieben Hauptchakren, die man mit Reiki unterstützen kann, widmet sich der Hauptteil des Buches den richtigen Handpositionen bei einer Behandlung eines Patienten im Sitzen und Liegen sowie der Eigenbehandlung im Liegen. Abgerundet wird der Bild-Leitfaden mit Sonderpositionen der Eigenbehandlung und mit einem Einblick in die Struktur einer Reiki-Ausbildung.

Softcover, ca. 14,8 x 21 cm, zweite Auflage, ISBN 978-3-9818299-1-4

Kennen Sie schon das Reiki Magazin?

Das Reiki Magazin ist die deutschsprachige Fachzeitschrift im Bereich Reiki und Geistiges Heilen. Seit 1997 erscheint das Reiki Magazin vier Mal im Jahr.

Mit aktuellen Beiträgen, Interviews und Artikeln rund um Reiki (u.a. mit einer Kolumne von Hiroko Kasahara).

Die Themen im Reiki Magazin sind vielfältig: Reiki-Tradition, Mikao Usui, Geistige Heilung, Reiki-Stile, Reiki in der Rechtsprechung, Reiki und Schulmedizin – mit Berichten über Kliniken, wo bereits mit Reiki gearbeitet wird!

Bestellen Sie unverbindlich ein Probeheft für 7,90 €!
Per E-Mail, telefonisch – oder direkt auf unserer Website!

Bei Interesse: Abonnement für 32,- Euro (4 Ausgaben jährlich).

olivers Verlag • Wiesbadener Str. 14 • 12161 Berlin
E-Mail: info@reiki-magazin.de • Tel.: (030) 89 74 60 93
www.reiki-magazin.de

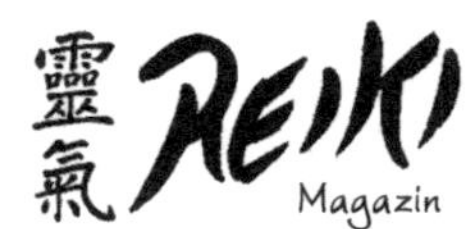